DE LA NATURE,

DU SIÉGE ET DU TRAITEMENT

DU

CHOLÉRA-MORBUS.

DE LA NATURE,

DU SIÉGE ET DU TRAITEMENT

DU

CHOLÉRA-MORBUS;

PAR MM. Foville et Parchappe,

Docteurs en Médecine.

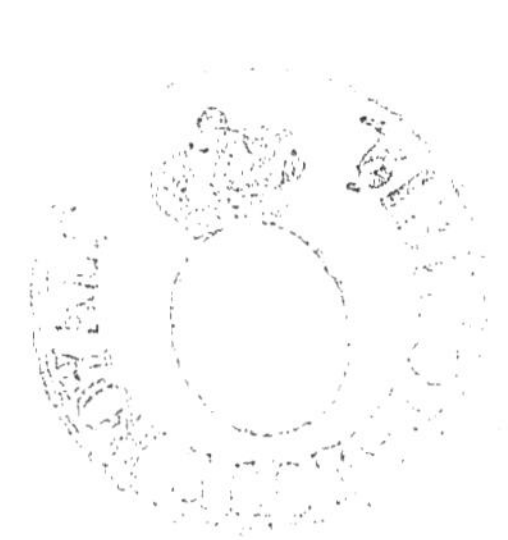

Rouen,

ÉMILE PERIAUX FILS AÎNÉ, IMPRIMEUR DE LA PRÉFECTURE,
rue Percière, n° 26, près le Marché-Neuf.

1832.

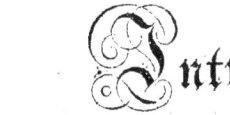

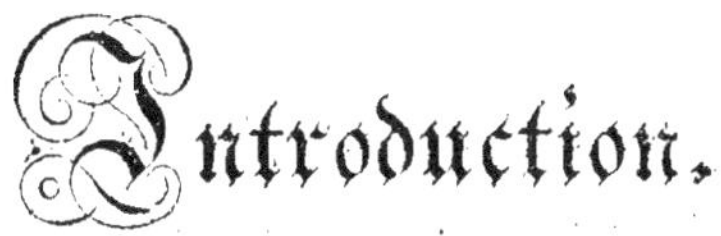

CHARGÉS à Rouen du service d'un hôpital temporaire de cholériques, à une époque où la science n'avait encore fourni sur la nature du Choléra que des données vagues, incertaines ou contradictoires, nous nous sommes proposé un double but : arracher à la mort le plus grand nombre possible de malades par tous les moyens que nous suggéreraient l'art ou l'expérience, et trouver les bases d'un traitement rationnel dans la solution des questions relatives au siége et à la nature de la maladie.

Nous avons adressé au Conseil général du département de la Seine-Inférieure un compte rendu de nos efforts et de nos recherches. Ce rapport comprend l'histoire générale de l'épidémie observée à Saint-Yon, les histoires particulières des malades, la description des altérations pathologiques constatées chez trente-trois malades, et plusieurs planches où sont représentés divers degrés des altérations de l'intestin. C'est la substance de ce travail que nous soumettons au jugement des médecins, nous bornant à résumer nos observations et à formuler les convictions que nous nous sommes faites par le rapprochement et l'interprétation des faits.

Nous laisserons de côté toute considération historique, toute discussion des opinions débattues ; nous dirons simplement ce que nous avons vu et ce que nous croyons devoir en conclure; surtout, nous nous garderons de suivre la plupart des médecins sur le terrain peu sûr des causes premières, persuadés que là pour le Choléra, comme pour toutes les autres maladies, il y a une inconnue que la science médicale ne peut dégager, et que là aussi est ouvert un champ sans limites à des luttes interminables.

DE LA NATURE,

DU SIÉGE ET DU TRAITEMENT

DU

CHOLÉRA-MORBUS.

L'ÉPIDÉMIE a commencé à sévir à Rouen, sur la rive gauche de la Seine, dans les premiers jours d'avril 1832. Les préventions populaires contre les établissements créés pour recevoir les cholériques, ne commmencèrent à s'affaiblir qu'après une triste expérience du sort qui attendait les malades dans leurs habitations. RÉSULTATS statistiques.

Nous reçûmes des cholériques, pour la première fois, le 13 avril. Depuis le 13 jusqu'au 20, trente malades furent apportés à l'Asile : jusqu'à cette époque, la population interne de l'établissement avait été respectée par le fléau ; le 20 avril elle commença à lui payer son tribut d'une manière bien cruelle. Une sœur hospitalière, pleine de jeunesse, de force et de santé, et une aliénée succombent en quelques heures ; une autre religieuse atteinte le même jour a survécu.

A dater de ce jour 20 avril, jusqu'au 15 mai, il ne s'est guères passé de jour sans que de nouvelles victimes fussent frappées parmi la population de l'Asile, qui nous a fourni en somme 37 malades. Pendant le même intervalle de temps, 11 nouveaux cholériques nous ont été apportés de l'intérieur, et le total général des malades s'est ainsi élevé à 78, 23 hommes et 55 femmes.

Malades de l'extérieur,	41	17 hommes	24 femmes.
Malades de l'intérieur,	37	6 idem	31 idem.
Et parmi ceux-ci 26 aliénés,		5 idem	21 idem.
11 Personnes du service de la maison,		1 idem	10 religieuses.

L'espace de temps pendant lequel des malades ont été admis de l'extérieur, ou ont été atteints dans l'établissement a été de 32 jours.

Le premier quart de cette période a fourni............ 36 cas.

Le second quart................................ 20 cas.

56 Cas pour la première moitié.

La seconde moitié n'a fourni que 22 cas, 11 pour chaque quart.

Le nombre total des morts a été de................. 38.

Des guérisons, de................. 37.

Trois malades sont sortis avant la terminaison de la maladie,

Sur les 36 malades de la première huitaine, 23 ont succombé, 63 p^r^ °/~o~

Sur les 42 des trois autres quarts 15 ont succombé, 35 p^r^ °/~o~

Sur les 11 malades du dernier quart, aucun n'a succombé; quatre avaient été apportés de l'extérieur *, sept avaient été atteints dans l'établissement.

Sur le total...................... 38 ont succombé, 50 p^r^ °/~o~

Ainsi à mesure que l'épidémie a duré plus longtemps, nous l'avons trouvée moins meurtrière, et

* A cette époque, l'épidémie avait diminué d'intensité et l'administration avait décidé que tous les malades seraient dirigés exclusivement sur les deux hôpitaux ordinaires. De sorte que c'est seulement pendant le temps où l'épidémie a été le plus meurtrière, que les cholériques ont été admis dans l'Asile des aliénés, et pourtant nous croyons que les résultats n'ont pas été là plus fâcheux qu'ailleurs.

cela au point que, dans le dernier quart de sa durée, nous n'avons eu à regretter aucun des malades confiés à nos soins.

Ce fait de la diminution progressive de la mortalité, à mesure que l'on s'éloigne de l'époque de l'invasion de l'épidémie, doit être pris en considération, quand on veut porter un jugement impartial sur la proportion des guérisons par rapport au nombre total des malades, et apprécier la valeur des méthodes de traitement d'après des résultats numériques.

Les autres résultats statistiques relatifs aux âges, aux sexes, aux professions, à la durée de la maladie, ne pourraient avoir d'intérêt que par leur rapprochement avec des résultats obtenus sur une plus grande échelle. Mais nous croyons devoir attirer l'attention des esprits non-prévenus, sur un ordre de faits qui se rapporte au mode de propagation de la maladie dans l'établissement, et qui nous paraît avoir de l'importance.

L'Asile des aliénés de Saint-Yon est situé sur la rive gauche de la Seine, dans le faubourg où la maladie a commencé à sévir; mais à un quart de lieue environ du bord de la rivière et du quartier où elle a exercé le plus de ravages.

Cet établissement réunit toutes les conditions de salubrité désirables. Les deux salles destinées aux cholériques occupent le rez-de-chaussée d'un corps de bâtiment central, dont les étages supérieurs étaient habités par des aliénés.

Les 26 aliénés atteints, à l'exception d'un seul, appartenaient à la population du corps de bâtiment où existaient les salles de cholériques. Le dortoir Saint-Anne, situé immédiatement au-dessus de la salle des femmes cholériques, et ayant une ouverture sur une cage d'escalier, dans laquelle s'ouvraient à-la-fois, au rez-de-chaussée, les deux salles des cholériques, a fourni 7 cholériques sur une population de 27 aliénés. Cette salle est de toutes celles de l'établissement, la plus salubre à tous égards. Le nombre des cas, dans les autres dortoirs du corps de bâtiment central, a été d'autant moindre, que ces dortoirs s'éloignaient davantage des salles de cholériques, en exceptant seulement le dortoir Sainte-Marie, occupé par les malades dites *gâteuses*.

Parmi les hommes employés au service de la maison, un seul a été atteint, le cuisinier. Il demeurait dans le corps de bâtiment central, et sa chambre s'ouvrait sur la cage d'escalier indiquée.

Sur trente-trois religieuses qui consacraient leur vie au soin des malades, et qui pendant la durée de l'épidémie ont déployé un zèle au-dessus de tout éloge, dix ont été atteintes et trois ont succombé.

En présence de ces faits nous n'avons pu nier,

comme on l'a fait généralement, toute espèce d'influence morbide exercée sur les personnes saines par le contact ou le voisinage de malades accumulés, et nous avons été conduits à admettre cette proposition qui est l'expression des faits par nous observés :

Sous l'influence de la constitution épidémique qui fait éclore le Choléra, les personnes qui habitent dans le voisinage d'une aggrégation de malades sont plus exposées à contracter la maladie que celles qui en sont éloignées.

Considérations preliminaires.

La cause première du Choléra est inconnue. Le médecin n'a d'autres données sur la nature et le siège de cette maladie que les symptômes qui révèlent la lésion des organes, et les altérations pathologiques dont ces organes conservent la trace après la mort. L'enchaînement de ces symptômes et de ces altérations, et leur interprétation d'après les lois de la physiologie, peuvent seuls conduire à une doctrine scientifique et à un traitement rationnel du Choléra.

Les symptômes de cette maladie ont été décrits avec exactitude par beaucoup d'observateurs, et quoique la plupart aient négligé des nuances qui ne sont pas sans intérêt, il reste maintenant peu de chose à dire sur les symptômes considérés absolument. Mais ce qui laisse beaucoup à désirer, c'est l'appréciation de ces symptômes dans leur enchaînement, dans leurs rapports avec les altérations des organes, et dans leur interprétation physiologique. C'est sous ces points de vue seulement que nous résumerons le résultat de nos observations.

Frappés de l'étrangeté et de la gravité des symptômes du Choléra dans sa forme la plus fâcheuse, les observateurs, en comparant la maladie nouvelle avec les épidémies dans lesquelles il y a lésion prédominante de l'appareil digestif, se sont trop exclusivement attachés à faire resortir des différences réelles, il est vrai, mais pourtant moins grandes et moins profondes qu'on ne le croit généralement. Préoccupés de l'idée que la cause du mal est un empoisonnement miasmatique, ils ont hésité à faire entre le Choléra et ces autres épidémies dont les causes premières ne sont pas mieux connues, les rapprochements qui se présentaient naturellement et dont un examen approfondi démontre l'exactitude et l'importance.

Cette disposition d'esprit a conduit la plupart des observateurs à considérer l'ensemble des symptômes qui appartient à la forme la plus grave de la maladie comme tellement essentiel au Choléra, qu'ils l'ont fait consister tout entier dans l'état pathologique dont cette forme est momentanément l'expression, ne tenant pas suffisamment compte des symptômes antécédants et consécutifs, et surtout ne saisissant pas les liens qui enchaînent tous ces symptômes.

C'est ainsi que les symptômes antécédants annonçant un trouble des fonctions digestives ont été regardés seulement comme un état de prédisposition, et que pour les phénomènes morbides qui remplacent les symptômes essentiellement cholériques, on a cherché et trouvé des noms particuliers, avec la pensée de rattacher ces phénomènes à des lésions d'organes différentes de celles qui seraient propres au Choléra.

Si pourtant on examine attentivement et sans prévention les symptômes dans leur succession et leur nature physiologique, on est nécessairement conduit à saisir un rapport entre les symptômes légers qui précèdent l'invasion du Choléra, les symptômes formidables qui accompagnent et qui caractérisent cette invasion, et les phénomènes morbides en lesquels ces symptômes se transforment, si la marche de la maladie n'est pas suspendue par la guérison ou par la mort.

Et si après avoir perçu ce rapport, on rapproche des phénomènes symptômatiques successifs dans leur manifestation, les altérations organiques trouvées également successives dans leur développement, on ne pourra se refuser à considérer l'ensemble des symptômes qui a reçu essentiellement le nom de Choléra, comme autre chose que l'expression d'une des phases d'une maladie identique à elle-même pour sa nature avant comme après l'apparition de cette forme symptômatique.

Ce double rapport a été généralement méconnu. Il est pour nous démontré.

SYMPTÔMES. Les symptômes du Choléra qui se rattachent à l'appareil digestif sont de tous les plus constants: ils ne manquent dans aucune des nuances et des formes de la maladie ; ils sont aussi les plus persistants : on les retrouve au début, au summum et au déclin du mal.

De ces symptômes, la diarrhée est le plus constant et le plus caractéristique. Toutes les fois que des symptômes précurseurs ont été constatés, la diarrhée était du nombre. Au début du Choléra proprement-dit, ce sont encore des évacuations alvines répétées qui dominent les autres symptômes; ces évacuations se continuent en se modifiant pendant presque tout le cours de la maladie.

Le vomissement manque souvent parmi les symptômes précurseurs, rarement parmi ceux de la forme cholérique ; quelquefois il persiste opiniâtrément pendant toute la durée du mal.

La diarrhée d'abord stercorale, puis bilioso-muqueuse ne tarde pas à prendre un caractère qui est propre au Choléra.

Un liquide abondant, transparent ou trouble, tenant en suspension des grumeaux analogues par leur aspect et leur consistance à du riz crevé, constitue la matière des évacuations alvines, quelquefois avant l'apparition de la forme cholérique, toujours au moment où cette forme s'établit, quand elle s'établit dès le début. La quantité de ce liquide varie; mais elle est toujours considérable et ordinairement de plusieurs litres.* Après un temps variable, un, deux ou trois jours, et suivant que les évacuations ont été plus ou moins abondantes, la matière de ces évacuations commence à se modifier. Le liquide devient plus épais, plus gris; il se teint souvent en rouge; les flocons peuvent encore être reconnus; les évacuations sont moins abondantes : puis c'est une bouillie plus ou moins homogène, dans laquelle les flocons ne sont plus distincts et qui présente une couleur grise, rougeâtre, chocolat clair, chocolat foncé, lie de vin. A cette époque les évacuations sont encore moins fréquentes; souvent elles sont involontaires.

Plus tard, les évacuations deviennent rares, elles se teignent en jaune ; quelquefois elles se suppriment pendant un certain temps. Enfin elles se rapprochent des matières fécales ordinaires, en passant par l'état intermédiaire de purée et de bouillie stercorales.

* Ce liquide a une odeur fade, nauséabonde, caractéristique; odeur que les malades eux-mêmes peuvent exhaler.

La matière des vomissements consiste d'abord dans les matières alimentaires, puis en un liquide floconneux analogue à celui des évacuations alvines. Plus tard, quand les vomissements persistent, les liquides rejetés sont colorés en vert ou en jaune, et souvent ne sont autre chose que les boissons peu altérées.

Des douleurs sont constamment perçues par les malades dans diverses parties de l'abdomen pendant tout le cours de la maladie.

Au début, gargouillements et coliques; à l'invasion de la forme cholérique, anxiété épigastrique; souvent à cette époque la violence des crampes ne laisse aux malades la conscience d'aucune autre sensation. Mais alors par la pression du ventre et notamment des régions épigastriques et iléo-cœcale, on détermine une sensation douloureuse que le malade avoue ou qu'il laisse lire sur son visage.

Quand les crampes ont cessé et surtout quand le pouls s'est relevé, les douleurs abdominales sont plus vivement senties et surtout plus énergiquement exprimées. Les malades ressentent de la chaleur dans le ventre; ils sont tourmentés par une soif inextinguible.

La langue d'abord saburrale, humide, se sèche, rougit et s'encroûte d'un enduit brun qui devient quelquefois noirâtre.

Ces symptômes qui appartiennent tous au trouble des fonctions digestives, qui dans la forme la plus légère, constituent presque tous les phénomènes morbides, et qui dans les autres nuances jusqu'à la plus grave, embrassent toute la durée de la maladie, forment en quelque sorte le cadre dans lequel les autres symptômes viennent successivement se placer.

Les sécrétions sont modifiées d'une manière remarquable dans le cours du Choléra.

Pendant que, sous l'influence d'une congestion considérable se produit à la surface de la muqueuse digestive, une supersécrétion caractéristique, partout ailleurs le travail sécrétoire de l'état normal est troublé.

La sécrétion urinaire est surtout profondément altérée; elle diminue d'abord, puis se suspend et se supprime complètement. Il résulte de toutes nos observations que cette suspension complette de la sécrétion urinaire coïncide constamment avec la sécrétion intestinale du liquide caractéristique.

Pendant le même temps la bile cesse de couler dans les intestins, et de colorer les matières qui y sont contenues.

La sécrétion des larmes, de la salive, du mucus nasal, buccal et bronchique, paraît aussi notablement diminuée. Il en est de même des sécrétions séreuses. La peau est sèche; dans quelques circonstances seulement, elle s'humecte d'une sueur visqueuse. Tout porte à croire que la transpiration insensible cutanée et pulmonaire est diminuée.

La suspension des sécrétions et particulièrement de celles de l'urine et de la bile n'a de durée absolue que celle de la supersécrétion intestinale des premiers temps du Choléra. Quand la maladie parcourant ses phases, la supersécrétion intestinale diminue, les sécrétions urinaires et biliaires tendent à se rétablir et se rétablissent en effet. Il en est de même des autres sécrétions, et notamment de la transpiration cutanée qui devient quelquefois très-abondante. *

L'altération profonde de la circulation qui se manifeste à une certaine époque et dans un certain degré du Choléra donne à cette maladie une phy-

* En réfléchissant sur cette coïncidence de la suppression des sécrétions en général, avec la supersécrétion morbide de la muqueuse intestinale, on ne peut s'empêcher de remarquer qu'il y a dans cet enchaînement de phénomènes un renversement complet de l'ordre normal des fonctions. En effet, dans l'état de santé, la surface des intestins absorbe, tandis que les reins, le foie, les glandes lacrymales salivaires sécrètent, et que la peau exhale; dans la première époque du Choléra, c'est le contraire qui a lieu, et non-seulement l'équilibre des fonctions sécrétoires et absorbantes est rompu, mais encore les rôles sont intervertis.

Si l'on remarque en outre la prompte résorption de la graisse et de la sérosité sous-cutanée, on est conduit à cette vue générale que, dans le Choléra, le sang enlève ou cesse de fournir aux organes où il les dépose habituellement les matériaux des sécrétions et de la nutrition, pour les porter à la surface intestinale où il est dans l'habitude d'en puiser les éléments.

sionomie particulière qui a surtout frappé les observateurs, et qui n'a pas peu contribué à faire méconnaître les lésions organiques concomitantes, et surtout à faire prendre le change sur leur nature.

Le plus ordinairement dans les cas graves de Choléra, à l'époque où la supersécrétion intestinale se révèle par des vomissements et des évacuations caractéristiques répétées, la circulation se rallentit d'une manière remarquable. Les mouvements pulsatoires du cœur et des artères diminuent de fréquence et surtout d'énergie. Les battements peuvent même devenir imperceptibles dans les artères des extrémités, puis dans les gros vaisseaux et même dans le cœur.

De ce rallentissement et de cet affaiblissement de la circulation, résulte directement et immédiatement la stase du sang dans les capillaires, sa coloration plus foncée, et par suite les lividités qui se montrent à la périphérie avec des nuances différentes dans la peau des mains et des pieds, aux pommettes, aux lèvres, à la langue, aux parties génitales ; lividités qui surtout chez les sujets sanguins et encore jeunes et quand la maladie marche rapidement, peut s'étendre à toute la surface de la peau et lui donner une teinte bleue générale.

C'est aussi directement à cette cause qu'est dû l'engorgement général des vaisseaux capillaires internes.

Que cet engorgement passif des capillaires ne

soit pas, comme on l'a prétendu, la cause de la supersécrétion intestinale, c'est ce qui résulte sans autre discussion de ce fait incontestable, à savoir: la sécrétion caractéristique peut exister sans que cette lésion de la circulation se manifeste.

Le trouble de la circulation doit avoir une influence sur l'état qu'offre le sang pendant la vie et après la mort des cholériques, quoiqu'il ne paraisse pas être le seul élément de cette altération. Mais certainement il a sa part comme cause, sinon première, au moins adjuvante dans la diminution de la température à la périphérie.

Au reste, ce trouble profond de la circulation ne se montre que dans les cas graves de Choléra, et dans ces cas il paraît pour la première fois à l'époque de la supersécrétion intestinale; ordinairement après un temps variable et quelquefois assez court, il change peu-à-peu de nature pour faire place aux phénomènes dits de réaction. Les pulsations artérielles reparaissent, reprennent de la fréquence et même de la force, et la circulation revêt ainsi le caractère fébrile. Toutefois l'affaiblissement de la circulation peut persister jusqu'à la mort, même quand elle se fait attendre plusieurs jours.

Le trouble de la respiration n'est pas dans le Choléra en rapport avec celui de la circulation. A l'époque où la circulation paraît suspendue, la respiration s'accomplit avec régularité, et tout ce qu'on peut alors remarquer d'anormal, c'est une diminution de fréquence et d'étendue dans ses actes mécaniques. La respiration ne s'embarrasse d'une manière notable que pendant l'agonie, ou à l'époque de la réaction, quand une congestion active se forme vers le cerveau.

L'abaissement de la température à la périphérie du corps est un des phénomènes auxquels on a accordé une grande valeur dans l'appréciation théorique du Choléra.

Cet abaissement de température qui des mains, des pieds, du nez, des pommettes, peut se propager à toute la longueur des extrémités jusqu'au tronc, et à toutes les parties de la face jusqu'à l'intérieur de la bouche, est en général lié pour son existence et pour son degré, avec l'existence et le degré du rallentissement de la circulation; et il est naturel d'en conclure que la stase du sang dans les capillaires n'est pas sans influence sur la diminution de la calorification. Toutefois on ne doit pas perdre de vue que, dans les cas légers de Choléra, les mains, les pieds, le nez, se réfroidissent sans qu'il y ait de rallentissement notable de la circulation, et que dans des cas graves et suivis de mort, ce réfroidissement peut être considérable et étendu, sans que les battements artériels aient été suspendus ou même affaiblis d'une manière sensible. De sorte que, dans ces cas, la concentration du sang vers les organes intérieurs, et notamment vers l'abdomen, paraît être la cause déterminante de ce refroidissement, comme on le remarque d'une manière permanente dans toutes les congestions rapides et étendues des membranes de l'appareil digestif, et d'une manière passagère dans le frisson de toutes les maladies inflammatoires et fébriles.

En même temps que la circulation se rallentit et que le refroidissement s'établit à la périphérie, la peau, devenue froide et pâle ou livide, perd évidemment de son ressort, et se rapproche, par ses propriétés physiques, de celle d'un cadavre.

On a souvent cherché à rapporter exclusivemant aux grands apppareils nerveux, ganglionnaires, encéphaliques ou rachidiens, les symptômes qui se manifestent à l'époque de la maladie où elle revêt la forme essentiellement cholérique, et c'est sur cet ensemble de symptômes qu'on s'est surtout fondé pour séparer fondamentalement le Choléra des autres maladies, et plus particulièrement des inflammations.

Il est difficile de décider jusqu'à quel point le système nerveux peut avoir l'initiative dans la production des symptômes, ou plutôt des lésions organiques primitives. Cette question, qui ne se présente pas seulement à propos du Choléra, a été contradictoirement débattue aux diverses époques historiques de la science médicale. Pour en obtenir la solution, il faudrait connaître la cause de la maladie, et pouvoir apprécier son mode de pénétration et d'action dans l'économie, à l'aide d'une science physiologique plus avancée.

Mais la cause et son action première étant données, et ne pouvant être expliquées par la science actuelle, ce qui est possible, c'est par l'analyse physiologique de rapporter les symptômes aux organes dont ils expriment le trouble, et d'attribuer aux appareils nerveux ce qui leur appartient évidemment.

Les crampes, symptôme ordinaire, et pourtant non constant du Choléra, dépendent incontestablement d'un trouble dans les fonctions du système nerveux. Ces crampes n'appartiennent guères qu'à l'époque de la forme cholérique, quoiqu'on les ait observées parmi les symptômes précurseurs.

Leur durée est variable, et n'égale celle de la maladie que dans les cas où la mort survient promptement.

A l'époque où elles se montrent dans toute leur intensité, l'encéphale est le siége d'une congestion sanguine considérable, qui coïncide avec le rallentissement de la circulation, et qui est un de ses effets. C'est aussi à cette époque que les fonctions intellectuelles sont troublées de la manière qu'ont indiquée ceux mêmes qui proclamaient l'intégrité de ces fonctions comme un fait remarquable et constant. Chez tous les malades, demi-somnolence, réponses tardives, interrompues, brèves, indifférence sur leur état et pour ce qui les entoure ; état d'affaissement des fonctions intellectuelles, d'où les malades ne sortent que par intervalles, sous l'influence des douleurs causées par les crampes.

Il est une autre époque de la maladie où des symptômes se manifestent, qui doivent être rapportés à l'encéphale ; c'est quand, après le rétablissement de la circulation, il survient du délire, de l'assoupissement, des contractures des membres, des mouvements convulsifs, en même temps que la face se colore en rouge, que les yeux s'animent et que la respiration s'embarrasse ; symptômes qui révèlent évidemment une congestion active et irritative de l'encéphale.

Ainsi, dans les symptômes du Choléra, plusieurs groupes qui se rattachent à des appareils organiques différents, et qui expriment le trouble de leurs fonctions.

Au premier rang, pour le temps de l'apparition, pour la constance et pour la persistance, des symptômes qui révèlent une lésion de l'appareil digestif, et en même temps une modification des sécrétions qui paraît dès le premier coup-d'œil, subordonné à la supersécrétion intestinale.

Un trouble de la circulation non primitif et non permanent, coïncidant avec le trouble des fonctions digestives dans son plus haut degré, et se subordonnant des phénomènes secondaires, tels que la diminution de la température, les congestions passives.

Enfin, un trouble des fonctions de l'appareil nerveux qui ne se révèle par des phénomènes sensibles qu'après l'apparition du plus haut degré de lésion des fonctions digestives, et qui, dépendant de l'état général de la circulation dans la première époque de la maladie, peut revêtir un autre caractère, et reconnaître une autre cause quand la circulation s'est rétablie.

Ces symptômes des divers appareils se développent et s'enchaînent, se succèdent et se modifient dans un ordre généralement constant, qui constitue la marche symptômatique de la maladie. Nous examinerons cette marche dans ses rapports avec celles des lésions organiques, quand nous aurons exposé en quoi consistent ces lésions.

ALTÉRATIONS pathologiques.

Quoiqu'on ait pu dire, et ce n'est pas là une question où l'autorité des noms ait quelque valeur, le Choléra a des caractères anatomiques constants.

C'est aux médecins français, à qui l'anatomie pathologique devait déjà tant de progrès, qu'était réservée la solution de cette question, laissée entière par les travaux accumulés depuis quinze ans.

Les lésions organiques trouvées après la mort chez les cholériques, peuvent être rapportées comme les symptômes observés pendant la vie, à trois appareils principaux : le digestif, le circulatoire et l'encéphalique.

De même que, parmi les symptômes, les plus constants et les plus durables expriment le désordre des fonctions de l'appareil digestif; de même, parmi les altérations pathologiques, les plus constantes et les plus graves appartiennent à des organes de cet appareil.

Ces altérations passent par différents états successifs, suivant la durée de la maladie.

Chez les individus qui ont succombé après un intervalle de temps assez court, quelques heures, un, ou même deux jours, et qui, au moment de l'invasion, n'étaient pas atteints de quelque affection gastro-intestinale préexistante, on trouve, à l'ouverture de l'abdomen, l'épiploon, la surface extérieure des intestins, la surface péritonéale des parois abdominales, colorées par une teinte rose hortensia-clair. Cette teinte générale, modifiée seulement par la couleur propre à chaque partie dans l'état naturel, ressort un peu différente sur le fond de l'épiploon, pourvu de graisse, et sur la surface péritonéale des intestins; mais considérée en elle-même, elle est partout analogue, partout produite par une injection très-fine des capillaires les plus déliés du tissu sous-séreux. Les vaisseaux plus gros se dessinent dans le mésentère par des ramifications et des arcades bleuâtres.

Pour être examiné complètement et avec fruit, le tube digestif doit être extrait de la cavité abdominale; on doit couper le mésentère le plus près possible de son insertion à l'intestin, et incicer l'intestin le long de la ligne correspondante à cette insertion; les liquides doivent être examinés et recueillis à mesure. C'est à l'inobservation de ces précautions indispensables, que sont principalement dues les assertions erronnées des médecins qui prétendent, dans certains cas, avoir trouvé les intestins des cholériques aussi sains que ceux d'un supplicié.

L'intestin est plus flasque, plus épais, plus pesant que dans l'état sain. Ces qualités sont dues à ce qu'il existe dans son épaisseur une quantité de liquides plus abondante que de coutume.

Sa cavité contient d'un demi-litre à deux litres d'un liquide demi-transparent, floconneux, de même nature que celui qui constitue la matière des vomissements et des déjections alvines. Dans la plupart des cadavres ouverts à cette époque, la quantité de liquides contenue dans l'intestin est assez considérable pour le remplir presque en totalité. Il n'y a en même temps qu'une très-petite proportion de gaz çà et là, et plutôt dans le gros que dans le petit intestin. C'est à cette époque de la maladie que l'abdomen peut donner, par la percussion, un son mat, et qu'on peut sentir des mouvements de liquide avec gargouillement, par la pression du ventre, surtout dans la région cœcale.

La teinte rose hortensia-clair, observée à l'extérieur de l'intestin, se rencontre aussi à l'intérieur. Elle occupe en général toute la longueur du tube digestif, plus prononcée ordinairement dans l'intestin grêle que dans l'estomac et le gros intestin. Dans celui-ci, la muqueuse offre souvent une couleur d'un blanc mat, différente de l'état normal. La teinte générale, assez souvent uniforme, peut pourtant varier du rose pâle au lilas foncé dans les divers cas, et quelquefois dans diverses régions du même tube digestif. Les valvules conniventes sont assez souvent d'un rose plus vif que leurs intervalles, plus rarement c'est le contraire.

La muqueuse digestive nous a constamment offert, dès cette première époque du Choléra, un genre d'altération qui n'a sérieusement fixé, dans cette maladie, l'attention des observateurs que depuis l'apparition de l'épidémie en France. Cette altération consiste dans une sorte d'éruption, développement morbide des follicules dits de Peyer et de Brunner. (*Voy*. pl. n° 1).

Les plaques de Peyer commencent à se montrer à des hauteurs variables, mais assez généralement à partir de la fin du tiers supérieur de l'intestin grêle, et elles sont d'autant plus rapprochées et plus étendues, qu'elles sont plus voisines de la valvule ileo-cœcale. Ces plaques consistent dans l'altération suivante : dans la partie de l'intestin diamétralement opposée à la ligne d'insertion du mésentère, se dessinent en relief des plaques ovalaires, dont la largeur est de 3 à 5 lignes, et dont la longueur, variant ordinairement entre un demi-pouce et deux pouces, peut être plus grande, et s'étendre quelquefois jusqu'à un pied sans interruption. Souvent la dernière plaque, qui s'étend jusqu'à la valvule ileo-cœcale, s'élargit en s'approchant de cette valvule, de manière à occuper auprès d'elle tout le contour de l'intestin.

Ces plaques interrompent brusquement les arcs transverses des valvules conniventes.

En examinant l'espèce d'encadrement que les valvules forment aux plaques de Peyer, on remarque que ces plaques, par leur développement, ont déterminé, dans la membrane muqueuse, un retrait suivant la longueur de l'intestin.

En effet, les valvules correspondantes à la partie moyenne d'une plaque ont conservé de chaque côté leur direction transversale, tandis que, des deux côtés de la partie moyenne, et principalement vers les extrémités, les valvules ont une direction oblique, et convergent vers le centre des plaques, de manière à ce que l'ensemble forme une espèce de rayonnement semblable à celui qu'on produit en faisant à la muqueuse un pli transversal.

Si on recherche attentivement la cause de la disparition des valvules sur la surface occupée par les plaques, on reconnaît facilement que le soulèvement de la membrane muqueuse dans l'intervalle des valvules, par le gonflement des follicules agminés, a effacé les replis de ces valvules.

Ces plaques qui sont quelquefois d'un blanc mat, offrent le plus souvent une teinte générale d'un gris clair, sur laquelle ressortent des multitudes de petits points d'une couleur grise plus foncée, et elles ont un aspect granuleux.

L'épaississement de l'intestin au niveau des plaques de Peyer developpées, évident par le relief qu'elles forment à la surface de la muqueuse, le devient encore davantage lorsqu'on examine ces plaques par transparence; on les voit alors tout aussi bien en regardant de dehors en dedans.

Dans beaucoup de cas, la place occupée par les plaques, peut être reconnue à travers la péritoine avant que l'intestin ne soit ouvert.

Nous avons quelquefois observé dans l'intestin grêle sur les côtés des plaques ovalaires, d'autres plaques qui n'en différaient qu'en ce qu'elles n'étaient pas situéessur la même ligne eten ce qu'elles étaient de forme irrégulière et beaucoup plus petites.

Outre ce développement des plaques de Peyer,

altération constante de l'intestin des cholériques ; on trouve encore dans le plus grand nombre des cas une éruption des follicules dits de Brunner. Ces follicules disséminés se présentent sous la forme de boutons arrondis et blancs dont le volume varie depuis celui d'un grain de millet, jusqu'à celui d'un grain de chenevis. Ils peuvent exister dans le gros intestin, aussi bien que dans l'intestin grêle, siège exclusif des plaques de Peyer. C'est vers la fin de l'iléum qu'on les observe le plus constamment. Dans quelques cas leur nombre est tellement considérable qu'ils forment dans toute la longueur de l'intestin une éruption analogue, pour l'aspect, à celle de la peau dans une variole discrète. Constamment ils sont plus nombreux au commencement et à la fin de l'intestin grêle que dans sa partie moyenne.

Lorsque la mort n'a pas été aussi prompte et qu'elle n'arrive qu'après deux ou trois jours de durée de la maladie, les altérations du tube digestif se modifient et revêtent successivement les caractéres que nous allons décrire :

La teinte hortensia existe encore à l'extérieur, mais à l'intérieur, dans beaucoup de points, elle a fait place à des taches d'un rouge plus vif.

Ces taches se montrent d'abord dans les régions de l'intestin grêle, pourvues du plus grand nombre de valvules conniventes sur lesquelles elles sont le plus souvent situées, tandis que, d'autres fois, elles occupent indistinctement et les valvules et leurs intervalles. Elles consistent d'abord dans un pointillé rouge qui semble produit par des globules de sang extravasé sous l'épithélium. Elles sont petites et circonscrites. Puis ces taches s'agrandissent, et on y remarque outre ce pointillé des arborisations capillaires très-fines. Elles se joignent et peuvent occuper d'une manière continue plusieurs pouces, plusieurs pieds et quelquefois toute la longueur de l'intestin grêle.

Ces plaques se rencontrent dans l'estomac et le gros intestin, mais elles y sont plus rares que dans l'intestin grêle. Plusieurs fois nous avons trouvé chez des sujets dont l'estomac et le gros intestin n'offraient que des plaques rouges disséminées, l'intestin grêle altéré dans toute sa longueur, de telle sorte, qu'on ne distinguait dans la rougeur et l'injection générales et continues dont il était le siège, d'autres différences que diverses nuances d'intensité pour la couleur et de finesse pour les arborisations.

La rougeur varie du rose vif, au rouge cerise, au rouge amaranthe et lie de vin. Ces colorations plus foncées, se font surtout remarquer dans le gros intestin où elles forment quelquefois des bandes longitudinales interrompues ou continues, et où elles se présentent aussi sons la forme de plaques disséminées, et alors la muqueuse est comme tigrée et panachée.

A cette époque, les plaques de Peyer et les follicules de Brunner éprouvent aussi des modifications. Les plaques de Peyer sont plus nombreuses et plus étendues; leur couleur grise, quoique plus foncée que dans la première époque, tranche davantage sur le fond plus rouge de l'intestin. Elles sont presque toujours entourées d'une auréole rouge. La rétraction qu'elles opèrent dans la membrane muqueuse, le rayonnement des valvules conniventes qui les encadrent, l'augmentation de l'épaisseur de l'intestin dans les parties qu'elle soccupent, sont de plus en plus manifestes. Les follicules de Brunner sont aussi plus rouges et plus développés.

Enfin, le nombre de ces follicules agminés et isolés est souvent tel dans le dernier pied de l'iléum, qu'il y constitue une éruption confluente.

Les matières contenues dans le canal digestif sont en général moins abondantes et surtout plus épaisses que dans la première époque. Elles forment une bouillie grisâtre, rougeâtre, dans laquelle on reconnaît encore la présence des flocons caractéristiques. Cette bouillie a une couleur différente, suivant l'état des régions de la muqueuse avec lesquelles elle est en contact. Elle est plus rouge là où la coloration de l'intestin est plus intense; et quand cette coloration est très-foncée et très-étendue, elle prend la couleur chocolat plus ou moins foncée ; et souvent, dans le gros intestin, lorsqu'il est très-altéré, la couleur lie de vin.

Après cinq ou six jours de durée de la maladie et, si elle se prolonge, dans un intervalle de temps variable qui peut être de quinze jours, un mois et plus, les altérations de l'appareil digestif éprouvent une nouvelle série de modifications successives qui peuvent être considérés comme appartenant à une troisième époque.

Il arrive alors, pour les plaques, qu'elles tendent à se guérir par une sorte de résolution, ou qu'elles éprouvent une altération plus profonde, l'ulcération. Nous avons constaté plusieurs des états intermédiaires par lesquels les plaques passent de l'état que nous avons décrit à la guérison ou à l'ulcération. Dans le premier cas, qui est le plus ordinaire, les plaques forment d'abord moins de relief; les granulations de leur surface s'effacent peu-à-peu, leur couleur grise devient plus pâle, l'épaisseur de l'intestin diminue dans la place qu'elles occupent; elles deviennent ainsi beaucoup moins apparentes. Il arrive même un moment où on ne peut plus reconnaître leur existence qu'à l'aide de beaucoup d'attention, et où elles ne sont guères perceptibles que par l'opacité plus grande que l'intestin conserve encore dans la région qu'elles occupent. Ordinairement, elles diminuent de grandeur par leur contour, en conservant leur forme ovalaire; quelquefois elles diminuent surtou par leurs côtés, et affectent alors une forme linéaire. Enfin toutes, ou la plupart, disparaissent. Plusieurs fois nous avons vu ces plaques n'être plus constituées que par une multitude de ponctuations noires, semées régulièrement dans l'épaisseur de la muqueuse, pâle et amincie.

Les follicules de Brunner s'affaissent, diminuent de volume et s'effacent. Les plaques de Peyer peuvent s'ulcérer en tout ou en partie. (*Voyez* pl. nos 2 et 3). Nous avons eu occasion d'observer cette altération et de constater un mode particulier d'ulcération, qui nous semble avoir échappé à l'investigation des anatomo-pathologistes.

On a vu que, par son développement, une plaque de Peyer détermine un retrait de la membrane muqueuse, suivant sa longueur; de sorte que les valvules conniventes qu'elle interrompt ne sont plus parallèles entre elles, et qu'elles convergent vers le centre de la plaque.

Le travail d'inflammation ulcérative s'établissant dans la plaque, il arrive un instant où la plaque est détruite en tout ou en partie, et alors l'ulcère qui occupe toute l'épaisseur de la membrane se rétrécit, se resserre, de manière à augmenter considérablement la rétraction de sa circonférence, à laquelle se terminent les valvules. Il en résulte que ces valvules forment, avec l'ulcération, une sorte d'étoile, dont elles sont les rayons, et l'ulcère le centre.

Quelquefois l'ulcère ne détruit qu'une partie de la plaque, et, dans ce cas, c'est d'un seul côté que le froncis de la membrane se prononce à un haut degré, la partie non ulcérée de la plaque continuant à offrir les caractères des plaques simplement enflammées.

C'est par ce mécanisme que se forment, dans l'intestin, les ulcérations à bords froncés et les cicatrices étoilées qu'on y rencontre dans le Choléra, et sans doute aussi dans d'autres maladies.

Les modifications de la muqueuse digestive varient suivant qu'elles tendent à s'aggraver ou à disparaître.

Dans le premier cas, la rougeur et l'injection augmentent; plusieurs fois nous avons observé une couleur ardoisée, noirâtre, lie de vin, avec ramollissement, boursoufflement, ou légère érosion de la membrane dans l'estomac, l'intestin grêle et le gros intestin.

Mais si les altérations tendent à la guérison, la rougeur diminue d'abord, puis les arborisations deviennent moins fines, le pointillé s'efface, et, circonstance remarquable, la muqueuse s'amincit.

Plusieurs fois nous avons observé ces modifications à différents degrés dans les diverses parties du tube digestif; une fois entr'autres chez une malade qui, convalescente du Choléra, avait succombé à une congestion cérébrale. La muqueuse était pâle, sans rougeurs, sans arborisations dans toute son étendue, et elle était notablement amincie. L'intestin de cette malade offrait plusieurs plaques de Peyer, dans l'état de passage à la guérison que nous avons décrit.

C'est pendant que ces modifications s'opèrent dans les parties solides du tube digestif, que les matières contenues dans leur cavité changent de nature, et perdent tout-à-fait l'aspect caractéristique. Cette modification est principalement due à ce que la bile a recommencé à couler dans l'intestin, et aussi à ce que la sécrétion a changé de nature à la surface intestinale. En effet, à cette époque, la muqueuse, dans les parties les plus enflammées, est recouverte d'un mucus visqueux, adhérent; ce qui ne s'observe jamais dans les époques précédentes; et, de plus, les matières moins abondantes constituent une bouillie jaunâtre ou verdâtre dans l'intestin grêle, tandis que, dans le gros intestin, elles commencent peu-à-peu à se rapprocher, par leurs qualités, des matières fécales ordinaires.

En résumé, les altérations de l'appareil digestif, aux différentes époques de la durée du Choléra, offrent les caractères généraux suivants :

Dans la première époque, flaccidité, épaississement, augmentation de volume et de pesanteur de l'intestin, teinte rose, hortensia, lilas à l'intérieur de l'estomac, à l'extérieur et à l'intérieur de l'intestin grêle, couleur blanc mat de la muqueuse du gros intestin, éruption des follicules de Peyer et de Brunner, présence dans le canal intestinal d'une quantité variable, généralement assez abondante d'un liquide louche, floconneux, blanc ou grisâtre.

A cette époque, la vessie contractée, effacée, serrée contre le pubis, est absolument vide d'urine, ainsi que les bassinets des reins, qui, quelquefois, aussi bien que la vessie, contiennent une petite quantité de matière blanche crêmeuse. Alors aussi, la vésicule biliaire est souvent distendue par une quantité considérable de bile foncée.

Dans la seconde époque du Choléra, les altérations du tube digestif sont encore caractéristiques de la maladie, et consistent essentiellement dans l'éruption des follicules de Peyer et de Brunner arrivés à un autre degré de développement, dans toutes les nuances de l'inflammation simple de la muqueuse gastro-intestinale, et dans la présence d'une bouillie floconneuse diversement colorée par le sang exhalé, mais non encore par la bile.

A cette époque, la sécrétion urinaire a commencé à se rétablir, et il n'est pas rare de trouver dans la vessie une quantité notable d'urine. Enfin, dans la troisième époque, les altérations du tube digestif cessent d'être absolument caractéristiques du Choléra, et se rapprochent tout-à-fait de celles qui appartiennent aux gastro-entérites avec éruption folliculaire.

Alors la vessie a constamment cessé d'être rétractée ; elle contient toujours une plus ou moins grande quantité d'urine. La vésicule biliaire est moins distendue, et la bile qu'elle contient est moins épaisse et moins foncée en couleur que dans les premiers temps de la maladie.

Nous devons ajouter que, dès le début, les ganglions mésentériques commencent à se développer, et qu'à toutes les époques nous les avons trouvés plus ou moins volumineux et plus ou moinsrouge, sans que nous ayions eu occasion d'observer leur suppuration.

L'état des appareils circulatoire et respiratoire varie chez les cholériques, suivant l'époque de la maladie à laquelle ils ont succombé.

Dans la première époque on remarque une congestion générale des systèmes capillaires sanguins, et le sang qui y est contenu a une couleur bleue analogue à celle du sang veineux. Cette congestion sanguine est surtout remarquable dans l'appareil digestif, dans l'encéphale et à la peau. Elle nous a paru peu considérable dans le foie, les reins, la rate. Elle est nulle dans les poumons qui sont à-peu-près exsangues et n'offrent même qu'à un très-faible degré l'engouement ordinaire de leur partie postérieure.

Le cœur dont les parties solides n'offrent rien de particulier, contient en général une quantité de sang aussi considérable que le permet la capacité de ses cavités. Ce sang est demi-coagulé, d'un rouge noirâtre aussi bien dans les cavités gauches que dans les droites, analogue par son aspect à la gelée de groseille. Assez souvent au milieu de ces caillots, on trouve des concrétions fibrineuses d'un petit volume.

Aux époques ultérieures de la maladie, on ne remarque rien dans ces appareils, qui soit différent de ce que présentent ordinairement les cadavres, sinon que les poumons contiennent peu de sang. Une fois nous avons observé une pleurésie avec suppuration.

Les lésions anatomiques de l'encéphale diffèrent aussi suivant la durée de la maladie.

Quand la mort frappe les malades pendant le rallentissement de la circulation, l'encéphale participe à un très-haut degré à la congestion sanguine. Les sinus, les vaisseaux artériels, les vaisseaux de la pie-mère sont gorgés d'un sang noir à demi-coagulé. La masse du cerveau offre généralement une teinte bleuâtre, plus prononcée dans la substance grise. La surface d'une section pratiquée à travers un hémisphère se couvre aussitôt d'une quantité considérable de goutelettes de sang de couleur foncée, dont le nombre et le volume augmentent pour peu qu'on presse extérieurement l'organe. Le cervelet, la protubérance, la moëlle épinière présentent le même aspect.

Il n'est pas rare de voir çà et là dans la substance blanche des points offrant une injection plus fine qui semblerait être un commencement de travail inflammatoire local, si la couleur de cette injection n'était plutôt veineuse qu'artérielle ; nous avons surtout remarqué cette particularité chez des malades qui avaient éprouvé des crampes violentes jusqu'aux derniers moments de leur agonie

A une époque plus éloignée du début de la maladie, cette congestion générale de l'encéphale n'existe plus avec les mêmes caractères. Chez ceux qui, après la réaction, ont éprouvé des symptômes d'irritation cérébrale, le cerveau offre une couleur blanche normale dans sa substance fibreuse, et quelques marbrures rouges dans la substance corticale, ainsi qu'une injection rouge des vaisseaux. Dans les cas peu rares où les malades en voie de guérison, ou même en convalescence, succombent rapidement avec des symptômes de congestion cérébrale, le sang contenu dans les vaisseaux du cerveau, et celui qui suinte en gouttelettes de la surface des sections qu'on y pratique, a une couleur d'un rouge vif.

RAPPORTS des Symptômes et des altérations pathologiques.

En rapprochant les altérations organiques trouvées après la mort, des symptômes observés pendant la vie, on trouve entre les uns et les autres une correspondance constante et une relation incontestable de cause à effet. Mais, de plus, on remarque un rapport général de succession parallèle dans leur ensemble, et des rapports particuliers de subordination dans le développement particulier de chaque groupe.

Ainsi, en ce qui touche le rapport de succession parallèle, la maladie débute par un trouble dans les fonctions digestives, qui coïncide avec un premier degré de lésion du tube digestif : fluxion générale, vomissements, évacuations caractéristiques, développement des follicules, suppression des sécrétions autres que celles de l'intestin.

Quand la maladie est grave, la fluxion et les évacuations considérables, la circulation se ralentit et s'affaiblit; de là, stase du sang, congestion capillaire passive des organes, et trouble de leurs fonctions, engorgement du cerveau, engourdissement des facultés intellectuelles, crampes, refroidissement de la peau.

Plus tard, la supersécrétion intestinale diminue; en même temps la circulation se rétablit, les sécrétions recommencent là où elles s'étaient suspendues, et les effets résultant de la stase sanguine s'atténuent et disparaissent dans les organes comme dans les symptômes.

Les altérations du tube digestif s'aggravent, la muqueuse passe de la fluxion à diverses nuances d'inflammation, les follicules, de leur premier degré de développement, par toutes les nuances de l'inflammation à la résolution ou à l'ulcération ; en même temps, les symptômes de l'appareil digestif se dessinent davantage, deviennent tout-à-fait prédominants, et provoquent la fièvre.

Souvent des signes d'irritation cérébrale se manifestent, et on trouve alors dans le cerveau des altérations correspondantes.

Les altérations du tube digestif seules forment une série non interrompue de lésions graduellement successives ; de même les symptômes appartenant à cet appareil sont les seuls dont l'existence soit constante dans tout le cours de la maladie, et dans ses divers degrés d'intensité.

Les rapports particuliers de subordination ne sont pas moins frappants.

Le rallentissement de la circulation, le refroidissement de la peau, la cyanose, ne se montrent que quand la fluxion et la supersécrétion intestinales sont considérables, et ils sont réellement subordonnés au degré d'intensité de la concentration intestinale, puisqu'ils ne l'accompagnent pas dans les cas peu graves.

La diminution des sécrétions est aussi subordonnée à cette supersécrétion, avec laquelle elle commence, coexiste et cesse.

La congestion cérébrale et le trouble des fonctions intellectuelles dans le début, sont dépendants du rallentissement de la circulation et de la stase sanguine.

Enfin, les sécrétions intestinales, dans leur nature, sont subordonnées à l'état du tube digestif; leurs modifications successives sont constamment en rapport avec les siennes.

INDUCTIONS relatives aux périodes et aux espèces.

Ces rapprochements nous conduisent à contester la réalité des périodes, à l'aide desquelles on s'est efforcé de séparer fondamentalement les unes des autres, les différentes époques de développement du Choléra.

Les raisonnements par lesquels on a soutenu cette division théorique de la maladie, en s'appuyant sur des différences de symptômes non convenablement appréciées, et sur des différences de lésions dont les degrés intermédiaires n'avaient pas été saisis, sont en contradiction avec les faits observés sur une échelle un peu étendue.

En admettant cette division du Choléra en période d'asphyxie, de collapsus, etc, et de période de réaction, période œstueuse, etc., on omet une époque de la maladie, celle du début dans les cas graves, et la maladie tout entière dans les nuances les plus légères, auxquelles on a donné le nom de Cholérine.

Mais à supposer que cette première époque dût être négligée, et qu'on dût séparer la Cholérine du Choléra, que fera-t-on pour les cas très-nombreux de Choléra non contestable, dans lesquels quelques-uns, ou même tous les symptômes de l'état d'asphyxie, ne se montrent qu'avec peu d'intensité ou manquent tout-à-fait? Dira-t-on que la maladie a passé par une de ses périodes sans s'y arrêter? Puis, comment retrouver les périodes dans ces cas où les symptômes qu'on rattache à l'asphyxie alternent avec ceux qu'on assigne à la réaction? Dira-t-on que la maladie, après avoir passé d'une période à l'autre, est rentrée dans la période qu'elle avait quittée? Et les altérations organiques, qui cependant marchent sans interruption par les degrés successifs de leur développement, éprouvent-elles aussi ces vicissitudes changeant de nature suivant la période, un jour inflammatoires, un autre jour atoniques? Certes, de telles explications seraient bien peu rationnelles. Il faudrait pourtant les admettre, si on regardait comme quelque chose de réel cette distinction en périodes que nous combattons, parce qu'on ne lui a pas seulement attaché une importance d'ordre et de description; mais parce qu'on l'a regardée comme très-propre à exprimer une différence fondamentale dans la nature des lésions organiques, révélées par les symptômes, et qu'on a voulu en déduire des indications thérapeutiques.

Nous n'admettons pas que le mal change de nature dans le cours du Choléra, d'un instant, d'un jour, d'une période à l'autre. Nous croyons procéder rationnellement et interpréter fidèlement la nature, en reconnaissant dans le Choléra, comme dans les autres maladies, une succession non interrompue de symptômes liés les uns aux autres, et dependant de lésions organiques aussi successives, et en regardant les formes diverses que peuvent revêtir les symptômes dans le cours de la maladie, comme l'expression plus ou moins profonde, plus ou moins étendue de lésions organiques, variant aussi dans leur gravité, mais non dans leur nature.

Enfin, d'après nos observations, nous établissons en principe que l'ensemble des symptômes de la période dite d'*Asphyxie* ou de *Collapsus*, n'est que la forme revêtue par le plus haut degré d'intensité du Choléra, forme qui peut être beaucoup moins prononcée, et qui peut même manquer sans que la nature de la maladie ait changé.

Cette vérité nous semble encore confirmée par ce que nous offre l'épidémie dans sa marche générale. La forme cholérique se montre dans presque tous les cas au début, c'est-à-dire au moment de sa plus grande fureur. Bientôt cette forme est moins prononcée et moins générale. Après une durée de l'épidémie plus longue, on peut dire qu'on la retrouve rarement dans toute son intensité. Enfin, les derniers cas de Choléra ainsi atténués, semblent se confondre insensiblement avec des gastro-entérites ordinaires.

Cette appréciation de la valeur des périodes

nous conduit à l'examen de la question relative aux espèces du Choléra.

Sur la division en périodes, on a construit parallèlement une division en espèces qui nous paraît également artificielle. Dans les cas où la forme cholérique prédominait, on a voulu voir une maladie différente de celle qui existe quand les symptômes fébriles prédominent. Les premiers ont été rapportés à un Choléra algide, les seconds à un Choléra inflammatoire, tandis que les uns et les autres appartiennent réellement à différents degrés d'intensité d'une même maladie (*). Il en est de même pour nous de la cholérine, quand l'affection ainsi désignée peut être légitimement rattachée au Choléra par la nature de ses symptômes.

* C'est par suite de cette habitude, si peu philosophique, d'apprécier les choses en médecine, qu'on appelle encore *Choléra asiatique* le Choléra avec cyanose, comme si le Choléra n'était pas partout où il se développe, et quel que soit son degré d'intensité, une maladie identique. Si l'on a réservé le nom de Choléra asiatique pour les cas les plus graves de la maladie, c'est que l'idée qu'on s'en est faite avait été puisée dans des relations où il n'est fait mention de l'épidémie que dans sa forme la plus effrayante, et où l'on avait négligé ses nuances moins fâcheuses qui, nous n'en doutons pas, se rencontrent en Asie, aussi bien qu'en Europe. Ce qui, au reste, n'a pas échappé aux observateurs plus amis de la vérité que du merveilleux.

Nous pensons donc qu'on doit rejeter toute distinction des symptômes par périodes, en tant que ces périodes seraient autre chose qu'une des phases successives de la maladie, et que les symptômes de chacune d'elles seraient regardés comme l'expression de lésions d'organes essentiellement différentes, et aussi toute distinction de la maladie par espèces, en tant que ces espèces seraient autre chose que des degrés différents d'une même maladie.

Tels sont les résultats généraux de nos observations sur les symptômes et les altérations pathologiques du Choléra, considérés absolument et dans leurs rapports de coïncidence et de succession.

NATURE et siége du Choléra.

De ces faits et de ces considérations, peut-on tirer sur le siége et la nature du Choléra des inductions telles que l'obscurité dans laquelle on regarde ces questions comme encore plongées, puisse être éclairée ? Nous le pensons, si on se résout pour le Choléra, comme on le fait pour les autres maladies, à ignorer les causes premières (condition qui ne doit pas paraître trop dure à ceux qui étudient les sciences naturelles) ; si on reconnaît que le siège du Choléra, comme celui des autres maladies, ne peut être placé que dans les organes dont les fonctions et la texture présentent des lésions constantes et persévérantes, pendant tout le cours de la maladie ; et si on ne conteste pas que la nature d'une maladie ne puisse être autre chose que l'appréciation physiologique de ces désordres fonctionnels et organiques, sauf la considération de la cause première qui doit être réservée.

Les questions relatives au siége et à la nature de la maladie, étant ainsi circonscrites, et nous croyons que dans l'état actuel de la science médicale en général elles doivent l'être ainsi; apprécions la valeur des altérations et des symptômes, en vue du siége et de la nature du Choléra.

En face des symptômes et des altérations pathologiques, il nous semble impossible de ne pas convenir que le siége du Choléra est dans l'appareil digestif.

Quelle que soit la manière dont la cause du Choléra ait été introduite dans l'économie, c'est à la surface interne du tube digestif que son action s'exerce principalement dans touts les cas, et souvent exclusivement.

Cette proposition nous semble avoir la valeur de toutes celles qui, en médecine, sont tenues pour incontestables.

La nature de la maladie ne nous paraît pas moins évidente.

Au début, elle consiste dans une fluxion énorme sur le canal intestinal, fluxion accompagnée d'un développement considérable des follicules muqueux et suivie d'une supersécrétion abondante d'un liquide caractéristique.

Certes, cette fluxion n'est pas une gastro-entérite ordinaire. Il y a là quelque chose de spécial.

Mais l'action excessive que l'introduction de l'émétique ou d'un purgatif dans les veines, déterminé dans le canal intestinal, est bientôt suivie de l'excitation et enfin de l'inflammation de l'organe digestif. Mais la sécrétion des larmes chez ceux qui pleurent sans relâche, pendant des heures entières, amène l'irritation de l'œil et des paupières, et par suite, peut en causer l'inflammation.

Dans le Choléra, la fluxion sécrétoire, déterminée par la cause inconnue, est elle-même une cause secondaire d'irritation et d'inflammation.

Mais cette fluxion sécrétoire est-elle active ?

Nous avouons qu'il nous serait difficile de comprendre comment une sécrétion de cette nature pourrait se produire passivement et sans qu'une grande quantité de sang ne passe dans les vaisseaux. Si cette sécrétion n'était, comme on l'a prétendu, qu'une exhalation passive, dépendante de la stase du sang, comment expliquerait-on sa production, dans les cas où la circulation n'est pas altérée ? Et pourquoi, quand cette stase a lieu, ne se fait-il une exhalation qu'à la surface de la muqueuse intestinale ? D'ailleurs, le développement des plaques de Peyer et des follicules de Brunner, est-il encore un phénomène mécanique de stase sanguine? C'est, comme la fluxion, un phénomène de congestion active.

Quant aux altérations qui se développent dans le tube digestif après la supersécrétion, et dont la fluxion sécrétoire n'est que le prélude, elles appartiennent incontestablement à toutes les nuances de l'inflammation, depuis la plus légère, jusqu'à la plus forte, aussi bien dans la muqueuse que dans les follicules; et d'après la description que nous avons donnée de ces altérations, nous sommes en droit d'établir cette proposition : après la fluxion sécrétoire, il se fait, dans la muqueuse digestive, un travail inflammatoire qui constitue le second degré du Choléra, et qui finit par ne laisser dans cet organe que des altérations tout-à-fait analogues à celles de toutes les gastro-entérites graves à une époque assez avancée de leur durée.

Il reste à déterminer ce qui sépare la fluxion de l'inflammation

La fluxion, qui est le premier degré de cette inflammation, ne peut sans doute être quelque chose d'étranger à l'état inflammatoire; et à plus forte raison de contraire, comme on l'a professé et comme on le soutient encore.

Mais, de même que pour l'inflammation qui succède aux vomissements et aux évacuations alvines déterminés par l'introduction de l'émétique, ou d'un purgatif dans les veines, quelque chose a précédé le mouvement fluxionnaire gastro-intesti-

....., l'introduction de l'émétique ; de même pour l'inflammation qui succède à la direction active et spéciale du sang vers l'intestin dans le Choléra, quelque chose a précédé la fluxion, l'action de la cause inconnue du Choléra. Dans le premier cas, la détermination d'une action spéciale vers l'intestin reconnaît pour cause une modification particulière du système nerveux auquel le sang apporte l'émétique injecté ; ne se passe-t-il pas, dans le Choléra, quelque chose d'analogue ?

Quoiqu'il en soit, nous sommes fondés à admettre que la cause inconnue du Choléra détermine une direction abondante du sang vers le canal intestinal; puis, le développement des follicules; puis, des sécrétions abondantes; et que, du moment où cette fluxion excessive existe, le début de l'état inflammatoire est constitué; tous les autres phénomènes inflammatoires qui se produisent par la suite, n'en étant que des conséquences. Et tout en reconnaissant qu'il y a une différence entre une fluxion sanguine déterminée sur un organe par une cause spéciale, et une irritation directe portée sur cet organe par ses excitants naturels, il nous paraît incontestable que cette distinction ne porte que sur les causes premières, et que cette conclusion, fondée sur l'anatomie pathologique, est légitime, à savoir : aux différentes époques du Choléra, les intestins, qui sont le siége principal de cette maladie, offrent, pour altération, une fluxion sanguine très-active à laquelle succède une inflammation confirmée.

Partant du point de vue d'un empoisonnement miasmatique, des médecins ont voulu fonder une théorie du Choléra sur l'action immédiate de la cause première.

Le système nerveux et le sang étaient, parmi les éléments de l'organisation, les seuls dont l'altération primitive pouvait être ainsi conçue *a priori*. Une lésion du système nerveux, comme premier effet de l'action de la cause, ne peut être que supposée ; car rien dans les faits et dans les altérations pathologiques ne peut servir d'appui solide à l'opinion qui l'admettrait. Cette opinion ne peut être qu'une hypothèse.

L'altération du sang est réelle dans le Choléra. Mais de quelle nature est cette altération, et surtout est-elle primitive ? C'est ce que l'analyse chimique et l'examen physique n'ont pu apprendre.

Tout ce que l'on sait en réalité, c'est qu'après la supersécrétion, le sang paraît contenir en moins les éléments qu'on retrouve dans le liquide caractéristique. C'est aussi que la demi-coagulation du sang et sa coloration plus foncée, ne se manifestent que lorsque la circulation a commencé à être gênée. Ces altérations physiques, tout aussi bien que les chimiques, sont surtout évidemment secondaires ; et se seraient des altérations primitives et antérieures aux autres phénomènes morbides qu'il faudrait trouver pour établir la doctrine de la viciation du sang, comme cause fondamentale du Choléra.

TRAITEMENT. Le traitement du Choléra doit se fonder sur deux ordres d'indications : neutraliser la cause productrice de la maladie ; remédier aux lésions que l'action de cette cause a déterminée dans les organes.

Ce traitement ne sera complet que quand il comprendra comme celui d'autres maladies spécifiques, telles que la syphilis, les fièvres intermittentes, des moyens spécifiques contre sa cause, et des moyens rationnels contre ses effets.

Les essais que l'on a faits jusqu'alors, pour remplir la première indication, nous paraissent avoir été infructueux. Certes, nous sommes loin de blâmer les essais que l'ignorance et la mauvaise foi ont seules pu imputer à crime aux amis de l'humanité qui les ont tentés. Toutefois, sans perdre de vue la solution de ce problème si intéressant pour la société, et sans cesser d'espérer que ce qui a été possible pour la syphilis, la variole et les fièvres intermittentes, ne se réalise un jour pour le Choléra, nous croyons que les bases d'un traitement rationnel peuvent dès-à présent être fixées d'après le siége et la nature des lésions organiques constamment existantes dans cette maladie.

Ces lésions consistant essentiellement dans une

fluxion sanguine du tube digestif, dans un état inflammatoire de la muqueuse digestive et de ses follicules, nous pensons que c'est aux moyens dont l'expérience a constaté l'efficacité dans les maladies analogues, aux antiphlogistiques, en un mot, qu'il faut recourir.

Ce sont ces moyens que nous avons employés exclusivement dès que nous avons eu fait quelques ouvertures. Trouvés souvent par nous efficaces, ils nous ont paru constamment suivis d'amélioration, même dans les cas où ils ont été infructueux.

Telles sont donc pour nous les bases du traitement rationel du Choléra.

Quand on est appelé de bonne heure auprès des malades, quand il n'existe encore que des symptômes précurseurs, on doit chercher à prévenir le développement de la maladie, et combattre la fluxion déjà existante par des applications de sangsues, des boissons adoucissantes, des lavements émollients et la diète.

Si la forme cholérique s'est déjà développée, si la circulation est très-affaiblie et la peau froide, quelques moyens préliminaires doivent précéder l'emploi des évacuations sanguines. La stagnation du sang dans les vaisseaux de la surface rendrait illusoire l'ouverture de ces vaisseaux par les sangsues, et même par la lancette, comme l'expérience l'a plusieurs fois prouvé.

Un bain dont, suivant les cas, la température

sera graduellement élevée de 26 à 27° jusqu'à 30, 31 et même 32, et auquel on pourra ajouter une certaine quantité de farine de moutarde, nous a paru le moyen le plus propre à ranimer la circulation. Après ce bain plus ou moins prolongé, le malade étant séché avec soin, placé dans un lit chaud, et entouré de toutes les précautions qui peuvent contribuer à prévenir le retour du refroidissement, on doit promptement et hardiment recourir aux applications de sangsues à l'anus et sur les diverses régions du ventre; applications qui seront répétées en tenant compte de la constitution et des forces du malade *, mais sans jamais perdre de vue que chez tous, la congestion et l'inflammation du tube digestif sont considérables, étendues et profondes.

La glace nous paraît devoir remplacer avec avantage les boissons pendant la plus grande in-

* Chez des enfants à la mamelle, atteints de Choléra, nous avons eu recours, avec succès, à des applications de sangsues.

La maladie n'est pas plus asthénique à 2 ou à 60 ans, qu'à 30. Il ne faut pas que la valeur qu'on doit accorder à des circonstances particulières et variables, fasse oublier ce qui est général et constant, au point de traiter le Choléra par les anti-phlogistiques chez les jeunes gens, et par les stimulants chez les vieillards; ou bien encore par la saignée, quand le pouls est fort, et par l'alcool, quand il est faible.

tensité du mal. On peut lui substituer les boissons adoucissantes, froides ou glacées, prises en petite quantité à la fois.

Les lavements adoucissants doivent être employés et répétés.

Après les évacuations sanguines, si la diarrhée persiste opiniâtre, l'opium, pris en lavement, aura de bons effets.

Quand, après le rétablissement de la circulation, il se forme une congestion active vers le cerveau, des applications de sangsues au cou et derrière les oreilles, ou la saignée générale sont indiquées.

Dans tous les cas, il faut s'abstenir d'irritants quelconques, portés sous quelque prétexte que ce soit sur la membrane muqueuse digestive; et si les moyens indiqués, variés suivant les cas, n'amènent pas d'amélioration, il nous semble qu'on ne peut rationnellement recourir qu'à des irritations révulsives sur la peau, à l'aide de bains, de sinapismes, de vésicatoires, de cautérisations.

Si à l'aide de ces moyens, combinés et modifiés d'après les indications particulières, on est parvenu à maîtriser la maladie, on ne devra recourir, pendant la convalescence, à l'alimentation, qu'avec d'extrêmes précautions.

Nous avons constaté comme un état remarquable de l'appareil digestif, après la disparition des traces de l'inflammation, l'amincissement de la muqueuse, porté à un très-haut degré. Cette observation qui atteste que l'intestin a été soumis à un travail de résolution et d'absorption très-actif, n'est pas sans importance. Il est permis de conclure de cet amincissement à une diminution dans l'énergie fonctionnelle de l'organe, et il est rationnel de ne permettre que peu d'action à cet organe ainsi affaibli; c'est-à-dire de ne lui confier d'abord, et même pendant un temps assez long, qu'une très-petite quantité d'aliments choisis parmi ceux d'une facile digestion.

La justesse de ces vues est confirmée par l'observation. Des rechûtes mortelles de gastro-entérite ne sont pas très-rares dans la convalescence du Choléra. Les vomissements, la diarrhée reparaissent avec une grande facilité. Et peut-être qu'une alimentation trop promptement réparatrice, n'est pas étrangère à ces congestions sanguines du cerveau, qui assez souvent enlèvent tout-à-coup des malades qu'on pouvait considérer à bon droit comme échappés à tout danger.

RÉSUMÉ. Tels sont les résultats de nos observations et de nos recherches.

Libres de tout esprit de prévention et de toutes rivalités d'écoles, nous les avons entreprises dans un but unique : établir une doctrine scientifique du Choléra, qui pût fournir les bases d'un traitement rationnel.

Si l'observation attentive des faits et l'induction

logique, nous ont conduits à adopter les vues générales de l'illustre chef de l'école physiologique, c'est que les faits et la logique devaient nous y conduire, car nous ne reconnaissons en médecine l'autorité d'aucun nom.

Mais nous nous plaisons à rendre hommage à la haute intelligence du médecin qui, le premier, a saisi le rapport de similitude qui rattache le Choléra aux gastro-entérites épidémiques, parce que ce rapport ne pouvait être perçu que par un esprit supérieur, et surtout parce que les faits démontrent sa réalité et son importance.

Nous croyons, au reste, que tout médecin éclairé et de bonne foi, qui pourra suivre une série de malades en nombre suffisant, depuis le commencement de la maladie jusqu'à la guérison ou la mort, et qui cherchera avec l'attention et le soin convenables les altérations organiques auxquelles les symptômes observés peuvent être rapportés, non pas dans un petit nombre de morts choisis exclusivement parmi ceux qui ont succombé avec rapidité, mais dans tous ceux dont il aura observé la maladie vivante et à différentes époques de sa durée, trouvera et verra les mêmes choses que nous; et nous croyons aussi que les mêmes faits le conduiront aux mêmes conséquences.

Voici le résumé de ces faits et de ces conséquences, tel que nous l'avons consigné dans notre rapport présenté au Conseil général de la Seine-Inférieure dans sa dernière session.

Le Choléra se développe sous l'influence de causes que la science n'est pas en état d'apprécier ; il doit à la nature de ces causes son caractère de maladie spécifique et épidémique.

Les questions qui se rattachent à la contagion ne nous paraissent pas aussi nettement tranchées qu'on le croit généralement. Le mode de propagation de l'épidémie dans l'Asile des aliénés tend à infirmer l'assertion absolue de la non contagion. En attendant que cette question puisse être décidée définitivement par l'analyse de tous les documents qui peuvent conduire à sa solution, nous pensons que la présence des cholériques, dans un lieu qui est sous l'influence épidémique, est une condition prédisposante de plus pour les individus qui fréquentent ou habitent ce lieu.

Le Choléra est une maladie identique pendant tout son cours et sous toutes ses formes. Ces formes dépendent du degré d'intensité de la maladie : la forme cholérique, en particulier, est l'expression de son summum de violence ; ou de l'époque de développement à laquelle la maladie est arrivée : la forme cholérique appartient essentiellement à l'époque de la supersécrétion intestinale.

La division du Choléra en périodes et en espèces ne peut être considérée comme fondamentale ; elle n'est qu'un moyen plus ou moins commode de description.

Les symptômes essentiels du Choléra sont, dans les premiers temps de son développement, des évacuations abondantes d'un liquide *sui generis*, provenant d'une supersécrétion qui se fait à la surface du tube digestif. Ces évacuations sont accompagnées de douleurs abdominales, de crampes, et souvent d'un cortége de symptômes qui se rattachent principalement à l'affaiblissement de la circulation générale, et qui paraissent surtout dépendre de la concentration du sang dans les vaisseaux du tube digestif. Dans un temps postérieur apparaissent des symptômes dépendants directement de l'état pathologique du tube digestif, et de ses sympathies morbides.

Des altérations organiques constantes existent dans le Choléra. Effets de la cause inconnue qui porte dans l'économie un germe de destruction, elles constituent ce qui, de la maladie, tombe dans le domaine de la science médicale.

Le siége de ces altérations constantes est dans le Choléra, comme dans beaucoup de maladies épidémiques, l'appareil digestif.

Ces altérations consistent primitivement dans une fluxion considérable vers la membrane muqueuse intestinale, dans un développement des follicules de Peyer et de Brunner, avec supersécrétion d'un liquide abondant et spécial; puis dans des altérations qui appartiennent, pour la membrane, à tous les degrés de l'inflammation jusqu'au plus élevé; et pour les follicules, à toutes les phases d'une inflammation qui leur est propre, et qui peut aller jusqu'à l'ulcération, son dernier terme. A ces altérations consécutives se rattachent des modifications dans la nature des matières exhalées à la surface de l'intestin, qui les assimilent absolument aux produits ordinaires de l'inflammation.

Ces altérations du tube digestif, qui sont liées à la concentration sanguine vers ce point de l'économie, premier effet de l'action délétère de la cause, se subordonnent et déterminent les modifications qu'éprouvent les autres fonctions, et, en particulier, la circulation, la calorification et les sécrétions. Une subordination analogue se remarque dans toutes les inflammations étendues et rapides de la muqueuse digestive et du péritoine, auxquelles appartiennent aussi le refroidissement de la peau, l'affaiblissement de la circulation, et la décomposition rapide des traits de la face.

Il y a dans le Choléra, entre le développement successif des altérations du tube digestif et l'apparition successive des symptômes, un rapport constant de cause à effet.

La nature inflammatoire des altérations consécutives du tube digestif ne nous paraît pouvoir être révoquée en doute, même par les esprits les plus prévenus, et nous n'hésitons pas à la considérer comme un fait incontestable.

Nous regardons comme active la fluxion primitive, et à cause de la supersécrétion qui en est le résultat, et à cause du développement concomitant des follicules, et parce que toutes ces altérations sont le premier degré d'altérations de nature évidemment inflammatoire, avec lesquelles elles se lient par des modifications graduelles qui établissent entre les unes et les autres un passage insensible.

Nous croyons que tout traitement rationnel d'une maladie doit s'adresser à la cause du mal ou à ses effets. La cause du mal dans le Choléra est inconnue, et l'expérimentation de la plupart des médicaments qui composent l'arsenal des pharmacies, a démontré que jusqu'alors aucun d'eux ne pouvait être considéré comme ayant des vertus spécifiques contre le Choléra.

Jusqu'à ce que ce spécifique soit trouvé, c'est aux effets de la cause, aux désordres qu'elle a portés dans l'économie, que la médecine doit et peut remédier.

Les symptômes ne peuvent servir de base à une indication thérapeutique, que quand ils ne peuvent être physiologiquement rattachés à des lésions d'organes évidentes et constantes.

Il existe dans le Choléra une série de lésions d'organes évidentes et constantes, auxquelles les symptômes se rattachent naturellement et conformément à toutes les lois connues de la vie.

La nature de ces lésions est pour nous évidemment inflammatoire, quoique reconnaissant pour cause première un agent qui est inconnu.

Nous pensons donc qu'un traitement rationnel du Choléra, dans l'état actuel de la science, et jusqu'à la découverte d'un spécifique, ne peut avoir d'autre but que de remédier aux effets de la cause, c'est-à-dire de combattre l'inflammation qui se développe sous son influence dans l'appareil digestif; et que la méthode antiphlogistique est celle qui peut conduire le plus sûrement à ce but.

Fig. 1.

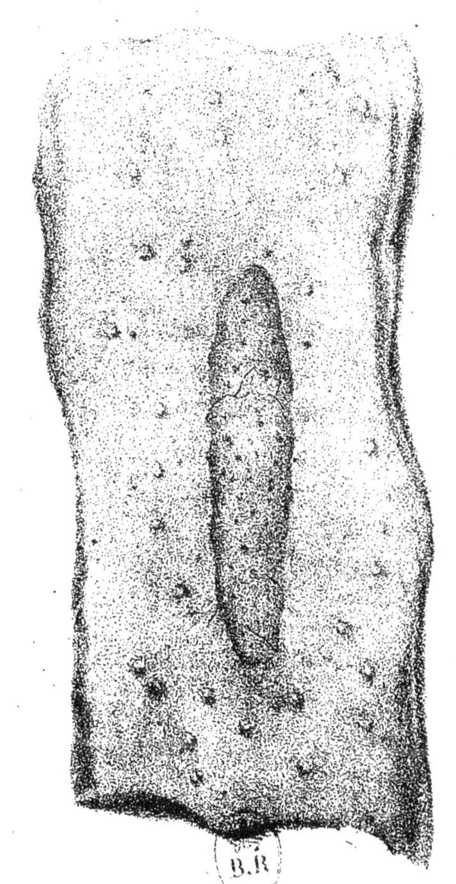

Fig. 2.

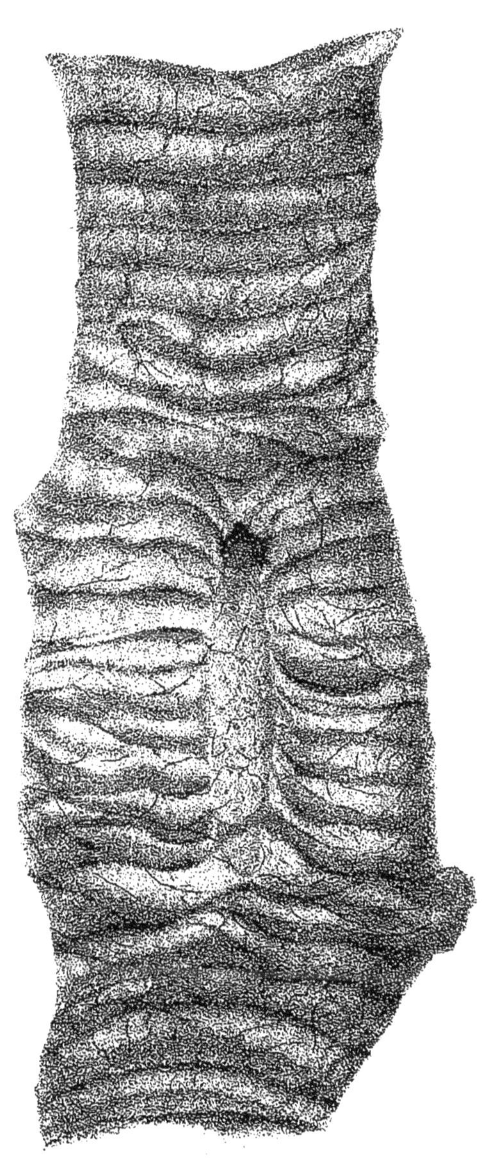

Dr Lataraussau del.

Fig. 3.

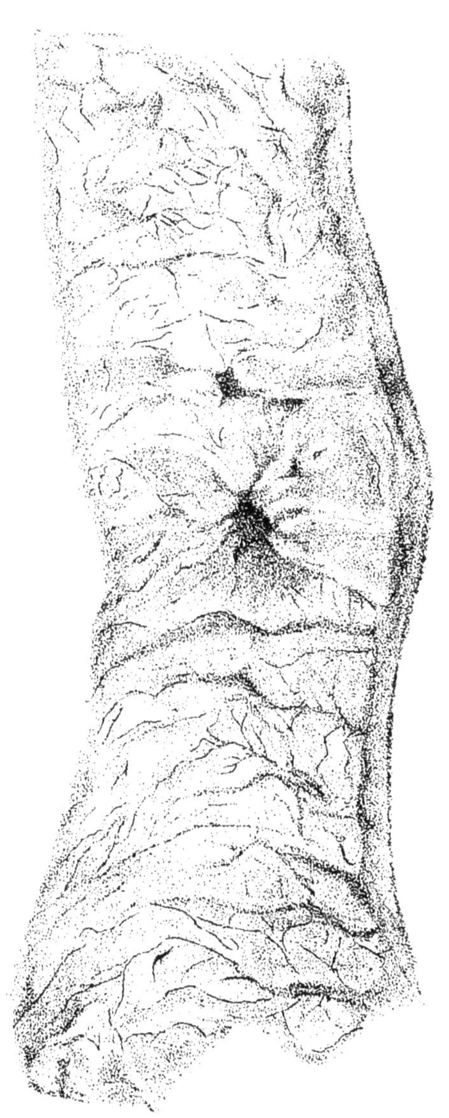

D. [illegible] del.

Lith. de [illegible] à Rouen

www.ingramcontent.com/pod-product-compliance
Lightning Source LLC
Chambersburg PA
CBHW070903210326
41521CB00010B/2034

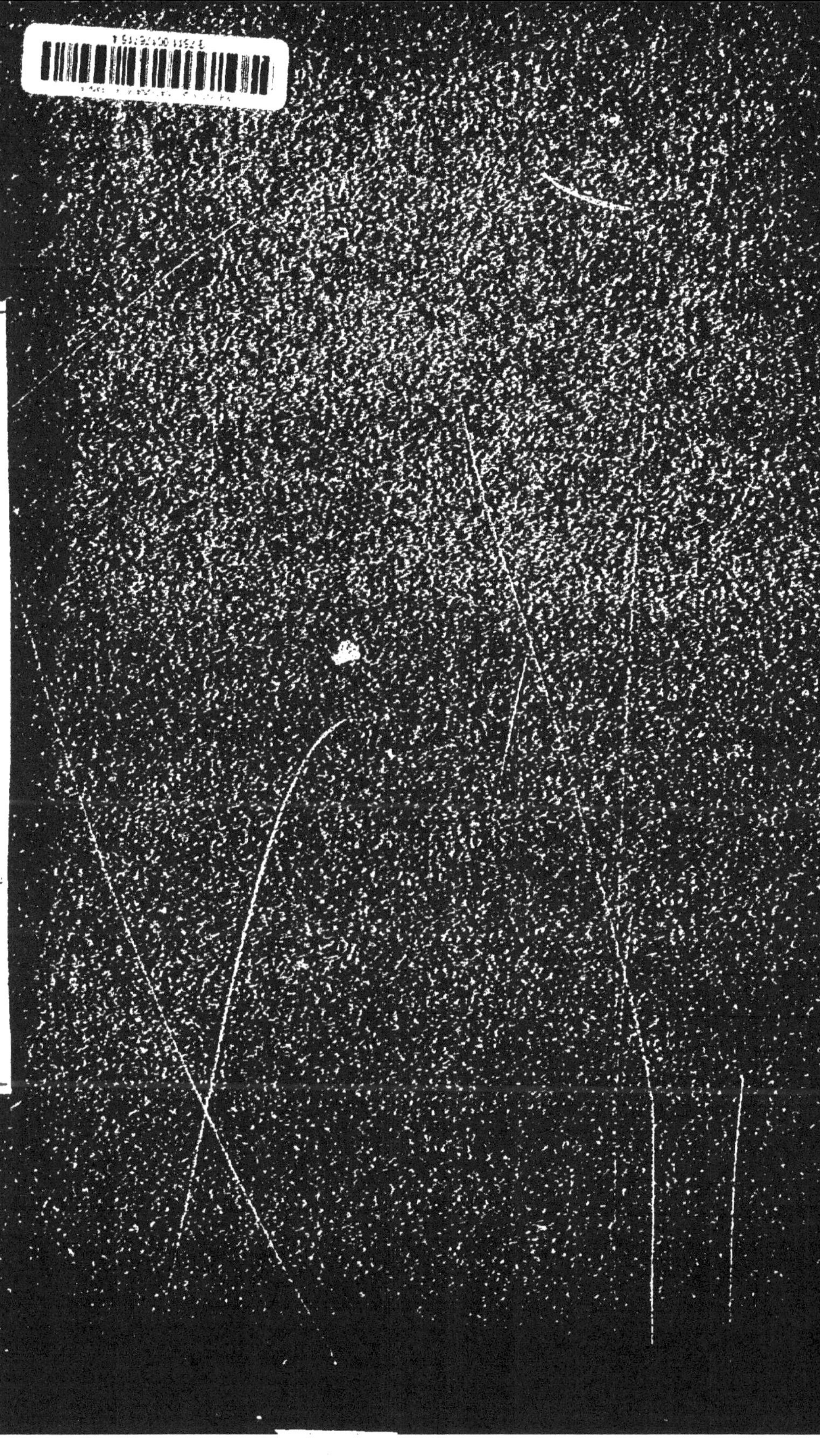

www.ingramcontent.com/pod-product-compliance
Lightning Source LLC
Chambersburg PA
CBHW070749220326
41520CB00053B/3461

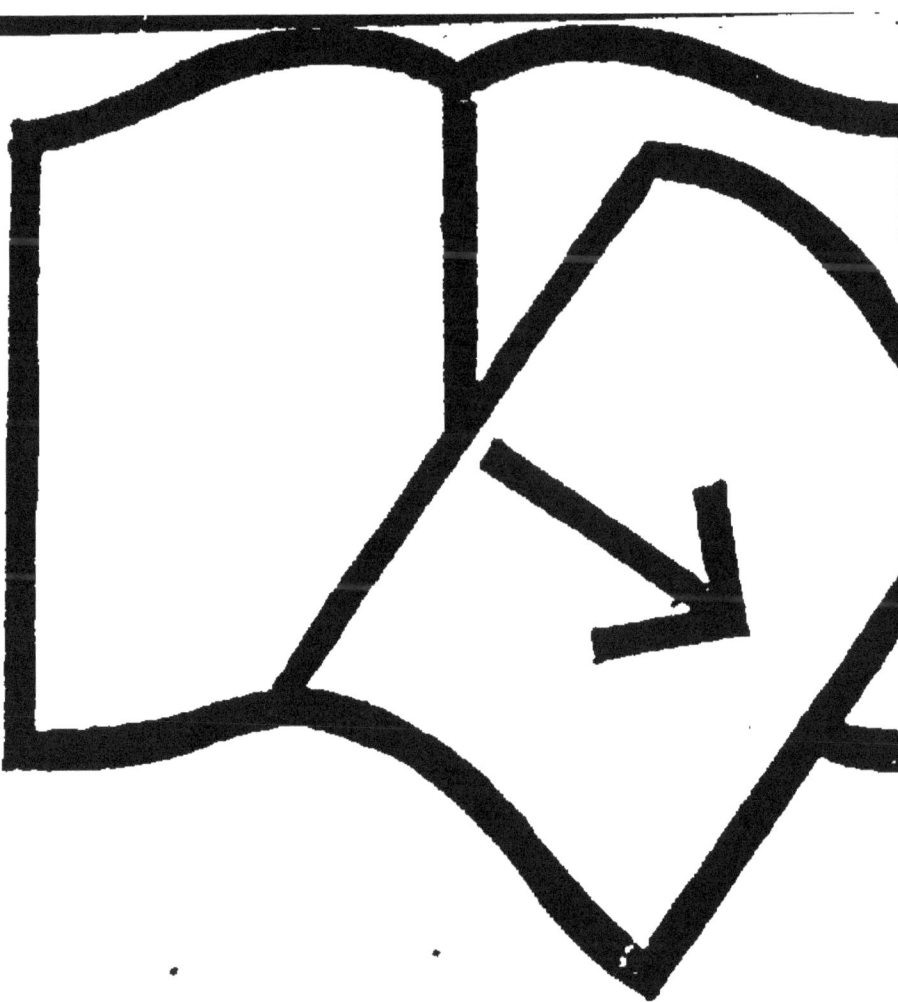

Documents manquants (pages, cahiers...)

NF Z 43-120-13

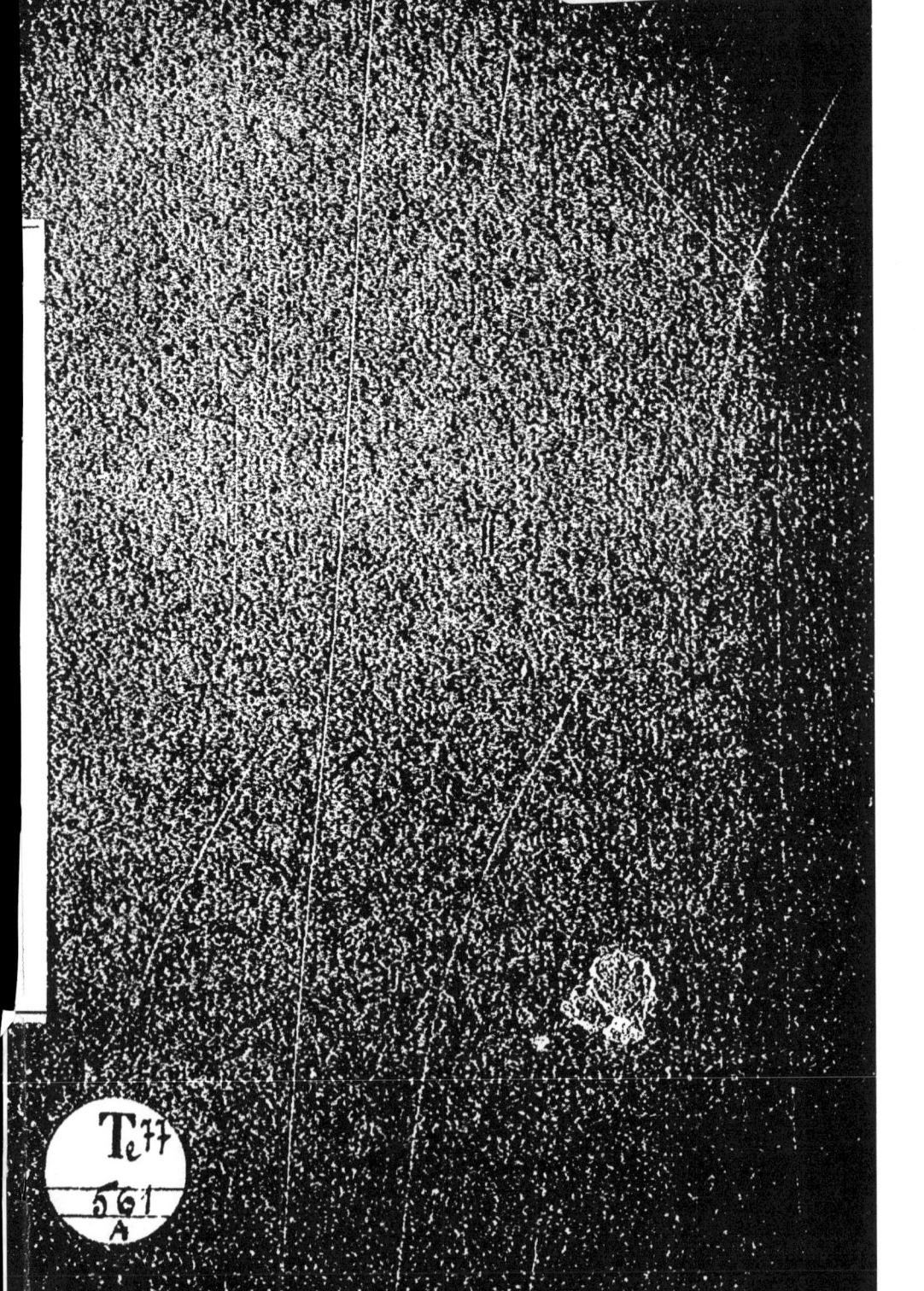

CLINIQUE DE SAINT-ANTOINE

GUÉRISON

DE LA

TUBERCULOSE

PAR

Le Dr COSTE DE LAGRAVE

CINQUIÈME ÉDITION

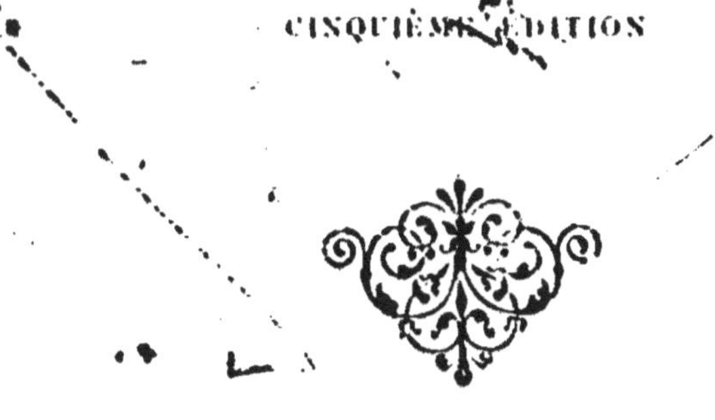

VICHY
IMPRIMERIE C. BOUGAREL, RUE SORNIN
—
1897

CLINIQUE DE SAINT-ANTOINE

GUÉRISON
DE LA
TUBERCULOSE

PAR

Le Dr COSTE DE LAGRAVE

CINQUIÈME ÉDITION

VICHY
IMPRIMERIE C. BOUGAREL, RUE SORNIN
—
1897

De la Part de l'Auteur.

31 Mars 1897.

Le Docteur Coste a fondé *La Clinique de Saint-Antoine*, destinée au Traitement de la Tuberculose, et située à Paris 265-267, Faubourg Saint-Antoine.

Mai 1893.

GUÉRISON

DE LA

TUBERCULOSE

La tuberculose pulmonaire guérit.

Personne n'oserait soutenir le contraire.

La tuberculose pulmonaire est la maladie la plus facile à guérir, en effet, elle guérit souvent toute seule, spontanément, sans le secours du médecin, avec les seules forces de la nature. Cette guérison spontanée est certaine, car il n'est pas rare de trouver chez des viellards, après leur mort, les traces d'une tuberculose guérie depuis longtemps. L'examen des poumons démontre que les lésions de la tuberculose se sont cicatrisées. Les tubercules se sont incrustés de sels calcaires et ont permis de longues années d'existence.

Si la tuberculose pulmonaire guérit seule, spontanément, a plus forte raison elle guérit quand elle est bien soignée.

La tuberculose pulmonaire est la maladie la plus facile à guérir.

Si elle est bien soignée, la tuberculose guérit d'une façon certaine, elle guérit fatalement, elle guérit à coup sûr. Jusqu'à présent nous n'avons rencontré aucune tuberculose qui, bien soignée, n'ait pas guéri. Jusqu'à ce jour, tous les malades qui ont bien voulu se soumettre à un traitement complet, ont vu leur maladie guérir.

Tous les malades atteints de tuberculose doivent guérir, c'est une règle qui ne doit pas avoir d'exception.

La tuberculose est un brevet de longue vie, elle dénote que l'organisme est rebelle à d'autres maladies qui, elles, sont bien plus sûrement mortelles. C'est pourquoi l'on rencontre souvent des personnes âgées, qui ont eu dans leur existence, des atteintes de tuberculose.

La tuberculose est la maladie la plus complaisante. Si elle n'est pas soignée, le malade peut vivre deux ou trois années, luttant tout seul, sans aucun secours. La tuberculose permet plus de vingt rechutes avant d'amener l'épuisement final. Si elle est soignée, cette maladie guérit avec une facilité remarquable.

Il est admirable de voir des malades atteints de poussée aiguë de tuberculose, s'accompagnant de fièvre intense, de congestion pulmonaire, d'inflammation de tous les éléments du poumon, guérir en quatre ou huit jours de cette poussée aiguë.

Les rechutes successives guérissent aussi facilement. Très souvent même le germe de la tuberculose dort inactif dans un coin de l'organisme, sans se réveiller, durant de longues années.

C'est cette facilité de la guérison qui fait le danger de la maladie, le malade ne prend pas au sérieux une maladie si légère, qui guérit si facilement, il supporte vingt rechutes, et ne s'aperçoit pas que ses forces déclinent petit à petit. S'il soigne la maladie quand elle est grave, il ne la soigne pas quand elle est supportable. Il néglige le germe comparable à un grain de poussière, germe qui reste enclavé dans un recoin de l'organisme. Ce grain de poussière toujours conservé, est cause de poussées renouvelées et successives.

Si parfois la tuberculose pulmonaire guérit seule, il ne faut pas compter sur la guérison spontanée. Il ne faut pas compter sur les seules forces de la nature pour amener la guérison de la tuberculose.

La tuberculose, livrée à elle-même, abandonnée à ses propres forces, laissée libre de satisfaire sa puissance de destruction et ne trouvant aucune résistance qui la combatte, la tuberculose est un mal terrible, plus terrible que l'inondation et que l'incendie.

La tuberculose, parce qu'elle n'est pas combattue, fait mourir chaque année en France plus de cent mille personnes. Les victimes sont de tous les âges, de toutes les classes. Hommes, femmes, vieillards, enfants. Les riches et les puissants sont pris comme les pauvres et les faibles.

Chaque année en France, une grande ville disparaît, dévorée, engloutie, supprimée par la tuberculose non combattue.

La tuberculose non combattue est plus terrible que la guerre.

Aussi on peut affirmer que la tuberculose non combattue, non soignée ou mal soignée entraine fatalement la mort.

Cette règle ne contredit nullement la première :

La tuberculose est très facile à guérir.

La tuberculose est tout à la fois une maladie lentement mortelle si elle n'est pas soignée, une maladie très facile à guérir si elle est bien soignée.

La tuberculose guérit très facilement, à condition de poursuivre le mal par de bons moyens, et de le poursuivre tant qu'il existe.

Or le mal existe quand la rechute est passée, et que tout symptôme menaçant a disparu. Le mal existe sans que le médecin puisse le percevoir par un examen minutieux. Il faut le savoir et agir contre le mal caché qui existe, même si l'on ne perçoit pas ce mal. C'est pour cela que le tuberculeux doit être examiné tous les huit jours dans la mauvaise saison, tous les mois dans la bonne saison.

Le tuberculeux doit être soigné quoiqu'il ne présente rien d'anormal et quand l'on supçonne seulement une menace de rechute ou la persistance du mal.

Les moyens mis en action contre la tuberculose sont :

La créosote,
Le tannin,
L'huile de foie de morue,
L'iode,
Le phosphore,
L'ergotinine,
La révulsion.

Ces agents sont tous utiles, nécessaires, indispensables ; ils ont chacun leur utilité, leur importance, leur nécessité, ils ne peuvent pas se remplacer l'un par l'autre, ils doivent être associés ou se succéder les uns aux autres suivant les indications de la maladie.

Pour guérir la tuberculose il ne faut rien négliger, il faut faire tout l'effort possible, car c'est la vie du malade que l'on dispute.

Il est d'autres moyens secondaires, accessoires, qui ne sont pas toujours nécessaires, mais qui, souvent, sont utiles pour aider l'action des premiers agents. Ces agents secondaires sont sans action sur la tuberculose elle-même. Ils sont impuissants à guérir la tuberculose par eux-mêmes.

Ce sont :

Le bicarbonate de soude,
La strychine.
Le quassia,
La quinine,
La morphine,
Les purgatifs.
L'arsenic.

La base du traitement, le piédestal du traitement, ce qui est plus important que le traitement, ce qu'il faut d'abord poser comme principe fondamental, sans lequel tout traitement est inutile, c'est :

L'HYGIÈNE.

Sans une bonne hygiène pas de guérison possible même avec le meilleur traitement.

TRAITEMENT FONDAMENTAL

I

CRÉOSOTE

Il y a la bonne et la mauvaise créosote. Le médecin doit s'assurer que la créosote est bonne, car le malade trouvera bien plus facilement de la créosote caustique, nuisible et pernicieuse. L'intérêt pécuniaire du commerçant lui fait trouver les arguments nécessaires pour écouler sa mauvaise marchandise.

La bonne créosote doit porter la marque du fabricant, c'est de la créosote synthétique, additionné de gaïacol, de composition toujours la même : cette créosote guérit.

Celle que j'ai adoptée est la créosote alpha de la maison Frère.

Il faut arriver à donner la créosote à la bonne dose, à la dose qui agit, à la dose efficace. Il faut arriver à la faire tolérer à cette dose, ce qui est facile.

Dans les cas les plus communs, on commence à donner une petite dose, 10 gouttes dans la journée, puis on augmente progressivement de cinq gouttes par jour.

Il ne faut pas augmenter rapidement la dose de créosote, car elle ne serait pas tolérée.

En augmentant lentement de cinq gouttes par jour, on arrive à faire tolérer par l'organisme les doses de 100 à 200 gouttes, soit de deux à cinq grammes de créosote par jour. Ce sont les doses qui agissent, qui guérissent.

Deux grammes de créosote, soit environ 80 gouttes de créosote par jour est une petite dose qui souvent est suffisante, mais qui, souvent aussi est insuffisante. La dose louable, efficace, agissante, guérissant, est au-dessus de deux grammes de créosote, ou de 100 gouttes de créosote.

Il faut diminuer la créosote dès qu'elle n'est plus tolérée.

Le gramme de créosote contient 43 gouttes de créosote. Dans la pratique, pour simplifier les calculs, le malade et le médecin peuvent compter 40 gouttes de créosote au gramme.

La créosote se prend de trois façons :

1° Par l'estomac,

2° En lavement,

3° Sous la peau.

1° Créosote par l'estomac

La préparation simple consiste à préparer un grog de la façon suivante :

Prendre dix gouttes de créosote dans un verre, ajouter une cuillérée à dessert de glycérine (soit environ dix grammes de glycérine).

Remuer.

Ajouter, en remuant, un verre de lait, ou d'eau sucrée, ou d'eau vineuse, ou de café, ou tout autre boisson agréable au malade. De préférence se servir d'une boisson chaude.

Le grog est prêt à être bu.

La glycérine peut-être remplacée par de l'eau-de-vie, du cognac ou du rhum. Mais l'alcool est dangereux pour l'estomac, et pour la digestion qui en est la fonction. Or l'estomac doit être ménagé.

On augmente de cinq gouttes chaque jour le nombre de gouttes de créosote, prises dans la journée.

Le grog peut atteindre facilement 25 gouttes.

Certains malades peuvent prendre facilement le grog à 35 gouttes de créosote.

Exceptionnellement certains malades peuvent mettre 50 gouttes de créosote dans le grog.

Certains malades versent la créosote directement dans le café, l'eau sucrée ou le lait, remuent et boivent.

Le nombre de grogs peut être de quatre par jour, ce qui permet de donner au malade, par ce procédé, 125 à 150 gouttes de créosote, dose curative.

La créosote peut être mise dans l'huile de foie de morue.

Une cuillérée d'huile de foie de morue peut facilement recevoir 20 à 25 gouttes de créosote, soit un demi-gramme.

C'est le malade ou son aide qui doivent compter eux-mêmes les gouttes de créosote prises dans la journée, le malade est sûr, de cette façon, de prendre la bonne créosote et la bonne dose.

2° Créosote en lavement

Le meilleur lavement est le suivant :

Prendre deux cuillérce d'huile ordinaire, y verser 20 gouttes de créosote ;

Remuer ;

Prendre un jaune d'œuf, y verser l'huile créosotée en remuant, comme pour une mayonnaise. (La comparaison est toujours bien comprise).

Ajouter à cette mayonnaise créosotée un verre de lait chaud, en remuant.

Le lavement est prêt.

Prendre le lavement le soir,

Avant de s'endormir,

Etant couché,

Avec un irrigateur,

Très lentement, (une à deux minutes).

Conserver le lavement jusqu'au lendemain matin.

On peut à volonté se coucher sur le côté gauche, le lavement remonte de lui-même dans l'intestin par suite de la pesanteur.

On augmente de cinq gouttes de créosote chaque jour, jusqu'à ce que la dose désirable soit atteinte.

Si les urines sont noires, diminuer la dose de créosote.

3° Créosote sous la peau

L'huile est le véhicule de la créosote. La créosote est en solution dans l'huile.

Les solutions pratiques sont du cinquième au quinzième. Entre ces deux titres de solutions se trouvent celles que le praticien peut choisir. Les solutions plus fortes, au demi ont été employées, elles sont douloureuses. Les solutions préférés sont au dixième et au quinzième.

L'injection doit être faite aux endroits d'élection fesse et dos. très lentement, elle peut être faite avec une seringue à vis qui peut injecter 15 centimètres cubes, c'est à dire un gramme à deux grammes de créosote suivant la solution. Elle peut être faite avec un appareil spécial à pression continue par l'air, pression qui produit l'injection très lente.

L'huile agit comme huile et dans certains cas de tuberculose ces injections d'huile créosotée sont nécessaires et donnent des résultats merveilleux.

Quelque soit le moyen de faire prendre la créosote, il faut savoir faire tolérer cette créosote par l'organisme : c'est la difficulté de ce traitement. Il faut augmenter les doses progressivement, lentement, petit à petit.

On commence au début par 10 ou 15 gouttes par jour et on augmente de 5 gouttes par jour.

Quelquefois, chez certains malades d'une intolérance particulière, il faut aller plus lentement, débuter par cinq gouttes dans la iournée et augmenter d'une goutte par jour.

Si les urines sont noires, il faut diminuer la dose de créosote, car la créosote n'est plus supportée, le plus souvent le fait provient d'un mouvement fébrile qui contrarie d'une façon toute particulière la tolérance de la créosote.

La créosote non tolérée produit quelquefois une sorte d'ivresse quelques instants après qu'elle est prise.

Des sueurs succédant de 5 à 7 heures après la prise de la créosote sont également signe d'intolérance.

La créosote bien maniée est un médicament merveilleux pour guérir la tuberculose pulmonaire. Il faut être aveugle pour ne pas voir les résultats.

II

TANNIN

Le tannin vient-il en seconde ligne après la créosote ou mérite t-il d'être placé *ex-æquo* en première ligne ? Le fait peut être soutenu. Ces deux agents ont une puissante influence pour guérir la tuberculose. Ils ont chacun leur manière d'agir.

La créosote agit rapidement, elle lutte de suite, elle écrase l'ennemi, elle débarque les éléments nuisibles.

Le tannin agit à la longue, il comprime, étouffe, enserre l'ennemie, il l'emprisonne et le tue.

Il faut un tannin qui soit accepté par l'estomac.

Il faut du tannin à l'ALCOOL.

Le chimiste vous démontrera que le tannin à l'éther est plus pur, plus beau, plus léger, plus agréable à voir.

Soyez inflexible. Le tannin à l'ALCOOL est supporté par l'estomac, tandis que le tannin à l'éther est pernicieux, c'est un poison pour l'estomac ; il donne rapidement des douleurs et n'est pas toléré.

· La meilleure façon de donner le tannin est de le prescrire en solution

Tannin à l'alcool........................	30 gr.
Alcool à 90................................	60 gr.
Glycérine..................................	210 gr.

Prendre une cuillérée à bouche de 15 grammes après chaque repas.

La solution étant au dixième, chaque cuillérée de 15 gr. contient 1 gr. 50 de tannin. Les deux cuillérées de la journée contenant 30 gr. le malade prend 3 gr. de tannin par jour, bonne dose.

Il faut que le tannin trouve dans l'estomac une quantité d'aliments suffisante pour être dilué. A jeun le tannin n'est pas toléré.

La cuillérée de tannin peut être prise directement par la bouche et le malade boit une gorgée pour faire passer le goût du tannin, ou bien le malade peut diluer cette solution dans un verre d'eau et de vin.

Cette dose de 3 grammes de tannin par jour n'est pas toujours tolérée. Tolérée pendant quelques jours, elle ne peut être tolérée indéfiniment. Elle est ordinairement bien tolérée un mois ou deux. Il faut obéir aux exigences de l'estomac et savoir diminuer la dose de tannin ou même le cesser complètement pendant quelques jours. La dose de 1 gramme de tannin par jour, quoique petite, est bonne, efficace et obtient des résultats.

La solution au dixième est très désagréable au goût, cependant presque tous les malades l'acceptent.

Pour les malades difficiles on peut ajouter du sirop et faire une solution plus étendue.

Solution de tannin au vingtième :

Tannin à l'alcool	30 gr.
Alcool à 90	60 gr.
Glycérine.....	210 gr.
Sirop de groseille.	300 gr.

Une ou deux cuillérées après chaque repas, soit deux à quatre cuillérées par jour, chaque cuillérée diluée dans un verre d'eau vineuse donne une boisson facile à prendre pendant le repas. Chaque cuillérée de 15 grammes contient 0,75 cent. de tannin : deux cuillérées contiennent 1 gr. 50 de tannin, dose efficace.

On peut aussi prescrire le tannin en cachet, soit seul, soit associé à d'autres médicaments.

Pour un cachet :

Tannin à l'alcool.........................	0,5 décigr.
Glycéro phosphate de chaux	0,3 décigr.
Glycéro phosphate de soude..........	0,3 décigr.
Hypophosphite de chaux...............	0,2 décigr.
Hypophosphite de soude...............	0,2 décigr.

Prendre un cachet après chaque repas, deux ou trois cachets par jour.

Certains produits sont du tannin de provenance spéciale et peuvent remplacer le tannin à l'alcool, ce sont :

L'extrait mou de quinquina, l'extrait de ratanhia, le cachou.

Ils peuvent être prescrits au lieu et place du tannin à l'alcool.

Extrait de ratanbia.......... .... 15 gr.
Extrait de cachou . . .. 15 gr.
Alcool à 90 .... 60 gr.
Glycérine............................... 210 gr.

La préparation est plus agréable et plus facile à prendre.

Avec addition de sirop, on a une préparation que les personnes difficiles peuvent accepter.

Extrait de ratanhia........................ 15 gr.
Extrait de cachou .... 15 gr,
Alcool à 90.......... .... 60 gr.
Glycérine .... 210 gr.
Sirop de groseille .... 300 gr.

L'extrait mou de quinquina est un produit qui renferme beaucoup de tannin. Dose 2 à 4 gr. par jour.

L'extrait mou de quinquina est une excellentre préparation qui est malheureusement trop souvent fraudée.

Le Tannin, pour agir, doit être donné à forte dose mais l'estomac s'accomode mal du tannin. Le difficile est de faire supporter par l'estomac les doses actives de 3 et 4 grammes de tannin par jour.

Le tannin agit lentement, de même qu'il durcit la peau en la tannant, de même il durcit les tissus mous, gorgés de sang, vascularisés, et par cette action fait retrocéder et rétrograder les tissus malades nouvellement formés.

Le tannin empêche la putréfaction, c'est-à-dire empêche le développement des germes putrides. Il empêche de même le développement d'autres germes, et en particulier celui de la tuberculose.

Le tannin agit indirectement sur la digestion, en assurant l'antisepsie de l'appareil digestif.

Le tannin est un agent merveilleux pour guérir la tuberculose.

III

HUILE DE FOIE DE MORUE

C'est le corps gras le meilleur pour guérir la tuberculose.

D'après certains auteurs, l'huile de foie de morue doit occuper la première place dans le traitement de la tuberculose. Le fait peut être soutenu avec d'excellents arguments.

Il faut donner l'huile de foie de morue à haute dose. Il faut profiter de l'hiver pour la faire tolérer.

On commence par donner une cuillérée à bouche le matin, et on augmente progressivement d'une cuillérée à bouche tous les huit jours jusqu'à huit cuillérées par jour.

Ces huit cuillérées seront prises en quatre doses espacées dans le courant de la journée, par exemple 7 h., 11, h. 3 h., 7 h.

L'huile sera prise comme il plaira au malade, à jeun ou non, avant de manger ou après avoir mangé. L'important est de prendre l'huile de morue et de la digérer.

Chez certains malades on peut augmenter progressivement jusqu'à 16 cuillérées d'huile de morue par jour, dose qui est quelquefois digérée mais qui ne peut être qu'exceptionnelle.

Une dose moyenne, petite, qu'il faut atteindre parcequ'elle agit est de quatre cuillerées d'huile de morue par jour.

La dose de six cuillerées d'huile de morue est celle qui est le plus souvent acceptée par les malades elle équivaut à 4 petits verres de 20 gr. chacun.

Certains malades préfèrent prendre la dose de la journée en une seule fois, le matin. Ils donnent comme raison qu'ils digèrent l'huile prise le matin, tandis qu'ils ne peuvent digérer une petite dose prise dans la journée.

L'huile de morue est plus facile à digérer quand le malade prend du bicarbonate de soude.

Une bonne méthode consiste à ajouter la créosote à l'huile de morue, de 10 à 25 gouttes de créosote par cuillerée d'huile. L'huile est mieux digérée.

L'iode ajoutée à l'huile de foie de morue la rend également plus facile à digérer.

Teinture d'iode *fraiche*.............. 20 gr.
Huile de foie de morue *fraiche*..... 800 gr.

On trouve dans le commerce plusieurs qualités d'huile de morue.

Ce n'est pas la coloration qui rend l'huile plus facile à digérer. C'est sa conservation et sa qualité.

L'huile de bonne qualité, qu'elle soit brune ou blonde se prend avec plaisir par le malade, elle est supportée facilement à l'excellente dose de 6 à 8 cuillerées à bouche par jour (60 à 90 gr.).

L'huile de mauvaise qualité, qu'elle soit blonde ou brune, occasionne un dégoût insurmontable au malade, entrave la digestion, enlève l'appétit, empêche le malade de s'alimenter. Tout médecin peut vérifier le fait par lui-même.

Il faut connaitre cette difficulté et écouter le malade qui se plaint de ne pouvoir digérer l'huile de morue. Il faut lui donner une adresse où il trouvera de l'huile de foie de morue de bonne qualité.

L'huile de foie de morue a un effet ignoré, elle calme l'irritabilité maladive du tuberculeux. L'huile occupe pour sa digestion les forces nerveuses du tuberculeux, elle donne au malade la sensation d'être repus. Elle entrave le travail intellectuel comme le fait toute digestion. Elle atténue de la sorte les réflexes exagérés qui sont inhérents à cette maladie, elle diminue la toux et favorise le sommeil.

Il y a des malades qui se refusent à prendre de l'huile de morue, malgré l'éloquence et la persuasion dépensées par le médecin. Les injections d'huile créosotée seront d'un secours immense pour ces malades.

On peut essayer chez certains malades qui refusent l'huile de

morue, ou qui ne peuvent la digérer, l'émulsion d'huile de foie de morue. De la sorte l'huile émulsionnée est plus facile à être digérée.

Voici une formule provenant de la société de pharmacie de Paris, et que tous les pharmaciens connaissent :

Huile de foie de morue....................	250 gr.
Gomme adragant pulvérisée	1 gr.
Saccharine ....·.........................	0.20 cent.
Bicarbonate de soude....................	0,10 cent.
Jaune d'œuf.................	n° 2.
Teinture de benjoin	3 gr. 50
Chloroforme........	2 gr.
Essence d'amande amère	X gouttes.
Esprit de vin	10 gr.
Hypophosphite de chaux................ .	10 gr.
— de soude	10 gr.

Eau, quantité suffisante pour compléter à 500 cent. cubes.

Cette émulsion est difficile à préparer : peu de pharmacien savent la réussir. Elle doit être préparée sur le moment et consommée dans quelques jours qui suivent sa préparation.

Il existe dans le commerce des émulsions toutes préparées, elles ont un défaut, c'est de renfermer très peu d'huile de morue.

L'huile de morue, comme la créosote, comme le tannin ne se remplace par rien. A elle seule, elle peut guérir certains cas de tuberculose. Il faut faire tous ses efforts pour la faire accepter par le malade.

IV

IODE

L'Iode se donne sous forme de teinture d'iode, qui est une solution au douzième d'iode dans l'alcool.

L'iode se donne à la dose de 0,02 cent. à 0,20 cent. par jour, soit, environ, de 15 gouttes à 150 gouttes de teinture d'iode par jour. Soit en poids de 0,25 cent. à 2 gr. et demi de teinture d'iode par jour. 15 gouttes de teinture d'iode contiennent environ 0,02 cent. d'iode. La dose moyenne est 60 gouttes de teinture d'iode pesant 1 gramme et contenant environ 0,08 cent. d'iode.

La teinture d'iode doit être fraîchement préparée, et non éventée, sinon elle contient des traces d'acides iodés irritants et vésicants, et produisant des phénomènes d'intolérance.

La teinture d'iode se donne à la dose moyenne de 1 gramme ou 60 gouttes par jour, dans un verre de lait ou de boisson agréable au malade, en deux fois dans la journée. La teinture d'iode réveille l'appétit du malade.

La teinture d'iode peut être associée à l'huile de foie de morue. l'iode aide puissamment à faire digérer l'huile, il contribue à supprimer les renvois si désagréables au malade.

L'iode peut aussi se donner sous forme d'iodoforme, à la dose de 0,2 décigr. d'iodoforme par jour, en pilules de 1 décigr.

Pour une pilule : iodoforme, 0,1 décigr.

Prendre une pilule avant chaque repas.

L'iode n'est pas indiqué à toutes les périodes du traitement de la tuberculose.

Il est surtout utile dans le cas de lymphatisme, de scrofule, d'engorgement ganglionnaire, de tuberculoses locales, de tumeurs blanches et dans les tuberculoses torpides.

Il y a une action puissante pour dissoudre et résoudre les congestions froides provenant de la tuberculose, et qui existent toujours aux sommets des poumons.

Cependant, lorsqu'il existe de poussées aigues et des hémoptysies, on doit supprimer l'iode pendant la durée de l'état aigu ou sub-aigu.

Il est prudent de ne pas donner d'iode tant que l'expectoration est abondante.

L'iode n'est pas assez connu et assez employé dans le traitement de la tuberculose.

V

PHOSPHORE

Le phosphore se donne sous forme de sels phosphorés, phosphates solubles ou hypophosphites.

Le phosphore a fait ses preuves ; il a pu obtenir à lui seul la guérison de certaines tuberculoses.

Certains praticiens ont obtenu d'excellents résultats au moyen des phosphates ou des hypophosphites.

L'action des sels phosphorés n'est pas bien évidente, aussi trouvent-ils beaucoup de sceptiques. Cependant nul ne nie leur bonne action. Je les prescris pour me conformer aux règles établies. J'ai la conviction qu'ils ont une action favorable. Je crois qu'ils peuvent guérir la tuberculose. Ils activent la nutrition. Ils servent à faciliter l'incrustation des sels calcaires dans les tubercules.

Le phosphore agit à la longue.

Les sels employés sont :

1er groupe. — Le *glycérophosphate de chaux*, le *glycérophosphate de soude*,

Dose journalière, 1 gr.

Ces produits sont d'un prix élevé et ne sont pas à la portée de toutes les bourses.

2e groupe. — L'*hypophosphite de soude*, l'*hypophosphite de chaux*.

Dose journalière. 0,5 décigr.

Ces sels ont une bonne réputation et la méritent.

3e groupe. — Les phosphates acides de chaux. *Biphosphate de chaux*, *lactophosphate de chaux*, *chlorydrophosphate de chaux*.

Dose journalière, 1 gr. à 2gr.

Ces sels acides ont l'inconvénient de troubler la digestion. Je préfère le lactophosphate de chaux, l'acide lactique étant le moins puissant des trois acides.

4e groupe. — Le *phosphate de chaux*, (bibasique ou tribasique), sel neutre insoluble. Le *phosphate de soude*, sel neutre soluble.

Les sels de choix sont :

1° Le glycérophosphate de chaux et le glycérophosphate de soude en cachet ou en solution.

2° L'hypophosphite de soude et l'hypophosphite de chaux, en cachet ou en solution.

3° Le lactophosphate de chaux, en solution.

On peut, suivant les circonstances, prescrire les autres sels phosphorés, biphosphate, chlorydrophosphate, le phosphate de chaux, poudre neutre que l'on peut donner en cachets.

Les phosphates doivent être données pendant très longtemps, avec persévérance, c'est la condition indispensable pour qu'ils donnent de bons résultats.

Leur action chez les enfants est reconnue excellente.

Ces sels n'ont pas besoin d'être donnés aux doses maximum de la tolérance.

Leur action n'est pas évidente, mais elle est certaine.

Exceptionnellement les phosphates seront donnés en injection hypodermique, sous forme de sérum artificiel. Seront donnés les glycérophosphates qui sont solubles, ou le phosphate de soude, soluble.

Formule de sérum artificiel :

Eau distillé..............	100 gr.
Phosphate de soude	10 gr.

stériliser à l'autoclave.

La tisane des quatres graines, mélange de blé, orge, avoine, seigle, une cuillerée à bouche dans un litre d'eau, faire bouillir et réduire de moitié. Cette tisane a de la valeur par les phosphates organiques qu'elle contient en solution. Elle ne se conserve pas.

Dans certaines campagnes cette tisane a la réputation de guérir la tuberculose.

VI

ERGOTININE

C'est un agent décongestionnant d'une puissance merveilleuse, il fait contracter les petits vaisseaux et c'est le spécifique des hémoptysies.

Il y a différents produits qui paraissent pouvoir se remplacer l'un par l'autre, l'ergot pulvérisé, l'extrait d'ergot, l'ergotine, l'ergotinine. Les solutions d'ergotine de marque recommandable sont livrées, quelquefois, à la place de solution d'ergotinine. Or, la solution d'ergotinine Tanret arrête les hémoptysies, alors que la solution d'ergotine ne les arrête pas. Un médicament agit alors que l'autre n'agit pas. Il faut donc prendre celui qui agit pour ne pas avoir de désillusion.

La solution d'ergotinine Tanret se donne à la dose de 3 à 10 gouttes par jour, par l'estomac ou en injection hypodermique. En cas urgent, on peut donner 20 gouttes de la solution d'ergotinine Tanret, soit 1 milligramme d'ergotinine. Dans les cas de congestion de tout un poumon, dans les cas de tuberculose par infiltration, l'ergotinine Tanret donne des résultats merveilleux que ne donne ni la créosote ni le tannin.

Il faut connaître cette puissance du médicament pour l'utiliser.

L'ergotinine est un tonique du système nerveux et, à ce point de vue, est excellente pour relever l'état général du malade.

Chez certaines personnes, de petites doses d'ergotine donnent lieu à des phénomènes d'intolérance connus sous le nom d'ergotisme, et se traduisant par des manifestations cutanées. Il faut s'abstenir complètement d'ergotine chez ces malades.

VII

RÉVULSION

La révulsion se fait par les raies de feu, ou à défaut par le vésicatoire.

Ce n'est pas le procès de la révulsion qui est en discussion, nous croyons aux bons effets de cette méthode et avons établi notre pratique d'après les résultats.

Nous estimons que la révulsion par les raies de feu doit occuper la première place dans le traitement de la tuberculose. Cette révulsion par les raies de feu est plus efficace que la créosote, que le tannin, que l'huile de foie de morue, que l'iode, que les phosphates. Elle ne présente aucun inconvénient, même léger, ce que l'on ne peut dire des autres agents.

Nous sommes certain de l'effet puissant et bienfaisant de la révulsion.

Sans la révulsion, certaines tuberculoses ne peuvent guérir.

La révulsion a elle seule peut guérir certaines tuberculoses.

La révulsion se fait par les raies de feu appliquées avec le thermo-cautère. Le thermo-cautère, manié avec adresse, obtient une révulsion sans faire mal, sans occasionner de souffrance trop vive. Le praticien doit s'exercer à faire glisser sur la peau, très légèrement et sans appuyer le thermo-cautère brûlant. Il ne doit pas l'appliquer comme un coup de pointe, mais il doit le trainer légèrement et rapidement de façon à former une raie, ou une virgule, ou une ligne, ou un trait. Il doit seulement effleurer la peau.

Si l'élève s'exerce tous les jours, avec de la persévérance il arriva au bout de six mois à un an à appliquer les raies de feu sans faire souffrir.

De la sorte il appliquera de deux cents à mille raies de feu par séance. Sur la demande des malades il m'est arrivé plusieurs fois d'appliquer deux mille raies de feu dans la même séance.

Les raies de feu sont appliquées de préférence dans le dos, elles sont mieux supportées. Sur la poitrine elles sont plus sensibles, mais les malades les tolèrent très bien.

Je n'applique pas de raies de feu sur les côtés de la poitrine, sous les bras ; à cet endroit les raies de feu sont toujours douloureuses ou très difficiles à appliquer.

Sur le dos, les raies de feu doivent occuper toute la surface correspondante aux deux poumons, du sommet à la base. La révulsion agit par sympathie d'un poumon sur l'autre.

Sur la poitrine, elles seront également appliquées des deux cotés, sous les clavicules.

La révulsion sera renouvelée tous les deux jours dans les cas pressés ; tous les quatre jours dans les cas moyens ; tous les huit jours quand le malade est en voie de guérison. Elle sera pratiquée pendant un an ou deux ans, ou trois ans suivant les cas.

Cette révulsion par les raies de feu est un moyen puissant de décongestionner les poumons. C'est un moyen rapide, et qui donne des résultats que l'on peut constater dans les quelques minutes qui suivent.

Le malade oppressé sent la respiration revenir facile ; l'oppression disparait comme par enchantement.

L'action puissante de la révulsion par le feu est bien évidente dans les tuberculoses locales.

La révulsion par le feu est le seul moyen de guérir les tuberculoses locales. Les tumeurs blanches disparaissent à vue d'œil. Toutes les tuberculoses locales même l épididymite tuberculeuse, cèdent rapidement à la révulsion par les raies de feu. Aucune tuberculose locale ne résiste à la révulsion par les raies de feu.

Rien ne peut remplacer la révulsion.

Ce sont les malades qui dressent le médecin à avoir la main légère.

Si la main qui promène le feu est lourde, le malade ne veut plus de révulsion et se prive volontairement d'un moyen de guérison efficace mais trop douloureux.

Si l'on insiste pour lui démontrer le besoin de ce procédé, le malade abandonne tout traitement.

Dans l'intérêt du malade il faut s'exercer à faire accepter les raies de feu et sur dix malades, neuf préfèrent les raies de feu, le dixième s'en tient encore au vésicatoire.

Chez les malades qui préfèrent le vésicatoire, le vésicatoire sera mis au niveau de la lésion que l'oreille perçoit ; il sera petit, de huit centimètres sur huit, ou huit centimètres sur six.

La surface du vésicatoire sera recouverte de camphre.

Le vésicatoire sera renouvelé tous les quatre jours, tous les six jours ou tous les huit jours.

INDICATIONS

Le traitement doit se composer de créosote, tannin, huile de foie de morue et phosphates.

La créosote doit être augmentée progressivement jusqu'à cent gouttes par jour.

Le tannin doit être donné à la dose moyenne de 2 grammes par jour.

L'huile de foie de morue doit être prise en augmentant d'une cuillerée à bouche tous les huit jours, jusqu'à 6 cuillerées à bouche par jour, en hiver, si elle est tolérée.

Les phosphates seront donnés à petite dose.

La créosote peut être prise dans l'huile de morue, ou en grogs, ou en lavement.

Le tannin et les phosphates peuvent être réunis dans la formule suivante :

Tannin à l'alcool................................	30 gr.
Alcool à 90°..................	60 gr.
Lactophosphate de chaux....	10 gr.
Hypophosphite de soude...........	5 gr.
Glycérine.......	200 gr.

Une cuillerée à bouche après chaque repas (10 à 12 grammes de solution).

Les raies de feu seront appliquées une fois par semaine.

L'iode sera donné sur l'indication du médecin.

L'iode sera pris lorsque l'expectoration sera supprimée, de préférence en été.

Il ne sera pas donné tant que l'expectoration sera abondante. Il ne sera pas donné dans la saison froide, époque des poussées congestives.

L'ergotinine sera donnée sur indication du médecin.

Ces moyens réunis et associés forment la partie fondamentale du traitement. Ces moyens doivent être associés, et employés simultanément ou à tour de rôle, suivant les exigences de la maladie.

Ces moyens sont suffisants pour guérir toutes les tuberculoses.

Jusqu'à ce jour, aucune exception n'est venue jetter le moindre doute sur cette conviction. Sous l'influence de ce traitement, la tuberculose guérit facilement, et dès le premier mois le malade accuse une très grande amélioration.

Combien de temps est nécessaire pour guérir une tuberculose ? Il est difficile de se prononcer. Les tuberculoses récentes soignées dans la bonne saison, guérissent en quatre mois.

Les tuberculoses anciennes, chez un malade épuisé, demandent deux années pour guérir. Le malade doit être surveillé encore pendant deux ans, et continuer le traitement malgré la guérison apparente.

Le tuberculeux bien soigné doit guérir.

TRAITEMENT ACCESSOIRE

I

BICARBONATE DE SOUDE

Les troubles de la digestion sont fréquents chez les tuberculeux. Quelquefois le malade vient consulter le médecin pour ces troubles gastriques, pour une dyspepsie, sans se douter que les poumons sont malades. Quelquefois le signe du début est une dyspepsie et l'année suivante les syptômes pulmonaires éclatent.

La digestion est à soigner, à surveiller, à favoriser : le tuberculeux qui s'alimente guérit vite.

Les médicaments, tannin, phosphates acides, huile de morue, ne sont pas toujours bien supportés, le bicarbonate de soude donne une puissante impulsion à la digestion. Il n'entre pas dans cette étude d'en montrer le mécanisme.

Le bicarbonate de soude se prend aux repas, à la dose d'une cuillerée à café, soit environ quatre grammes de bicarbonate de soude dissout dans la boisson ordinaire à chaque repas, soit deux cuillerées à café ou huit grammes de bicarbonate de soude par jour.

Le bicarbonate de soude favorise la digestion, il neutralise l'acidité exagérée de l'estomac, il a une action favorable sur le foie, et il n'est pas une contre indication aux phosphates acides. Je prescris si souvent le bicarbonate de soude qu'il accompagne presque toujours le traitement fondamental.

II

STRYCHINNE

La strychinne est un tonique nerveux qui donne des forces au malade épuisé ; c'est un tonique de la digestion, il fait digérer, il active la nutrition, il relève l'état général, il offre un aide salutaire et puissant.

La façon pratique de donner la strychinne est de prescrire la noix vomique.

Je prescris la teinture de noix vomique à la dose de vingt gouttes par jour chez l'adulte, soit dix gouttes à chaque repas. La dose de vingt gouttes par jour est la bonne dose, qui agit, qui soutient, qui donne des forces. Elle doit être surveillée et diminuée dès que les phénomènes d'intolérance se produisent, se traduisant par des coliques.

La noix vomique est contre-indiquée au moment des hémoptysies et dans le cas de toux sèche.

III

QUASSIA

Le quassia donne faim, il réveille l'appétit et fait digérer, il lutte contre un symptôme de la maladie et contre un danger menaçant.

On peut donner la macération de bois de quassia en copeaux.

Je préfère l'extrait de quassia, de 0,2 à 0,5 décigr. par jour.

On peut donner la quassine cristallisée de 0,004 à 0,010 milligr. par jour.

Pour une pilule :

Quasine cristallisée..................	0,002 milligr.
Extrait mou de quinquina..........	0,05 centigr.

Prendre deux pilules avant chaque repas.

La quassine cristallisée est facilement falsifiée. je lui préfère, pour ce motif, l'extrait de quassia.

IV

QUININE

Lorsqu'il existe des poussées aigues de tuberculose s'accompagnant de fièvre, la quinine est indiquée.

On peut donner la quinine sous forme de sulfate de quinine.

Le sulfate de quinine doit se donner à la dose moyenne de 1 gramme par jour.

Pour un cachet,

Sulfate de quinine .... 0,4 décigr.

Prendre trois cachets par jour, à 7 heures, 10 heures, 1 heure.

Il est bon de prévenir le malade que la quinine donne des bourdonnements d'oreilles, et qu'il ne doit pas s'en effrayer.

Si ces bourdonnements sont exagérés il faut diminuer la dose.

Le minimum de la dose active est 0,8 décigr. par jour.

Dans les poussées aigues, la quinine, associée aux vésicatoires, donne des résultats bien satisfaisants.

V

MORPHINE

Chez beaucoup de tuberculeux le système nerveux est hyperexcitable, la sensibilité est exagérée, les réflexes sont exagérés. Il survient diverses manifestations dues à cette hyperexcitabilité, toux quinteuse, vomissements, insomnies.

La morphine est très bien tolérée par ces malades, et elle permet de passer les mauvais jours sans souffrir. Elle donne le repos, elle permet l'alimentation, elle gagne du temps. Il ne faut pas craindre de donner de fortes doses si elles sont nécessaires.

Il ne faut pas craindre la morphinomanie.

Enfin la première dose devra être très petite, un quart de centigramme car il est des prédisposés qui présentent des signes d'intolérance pour de très petites doses. Malgré cette intolérance du début l'accoutumance est facile.

En endormant celle hyperexcitabilité. la morphine permet au malade de lutter plus facilement contre le froid, de ne pas éprouver de congestion pulmonaire après avoir mangé. Elle procure d'autres petits soulagements qui ne sont pas à négliger.

VI

PURGATIFS

Le bien portant à quelquefois besoin de purgatifs. le malade peut en avoir besoin aussi. Quand l'intestin est embarrassé, la congestion des poumons est plus facile. Quand l'intestin est libre, la digestion est plus facile.

Les purgatifs salins, pris à petite dose, débarrassant l'intestin de germes nombreux, l'état général en est meilleur, car chez le tuberculeux c'est un empoisonnement qui s'ajoute à un autre.

La rhubarbe aide la digestion en favorisant la sécrétion du foie.

La magnésie neutralise certains poisons de l'intestin.

VII

ARSENIC

L'arsenic se donne sous forme d'acide arsénieux ou d'arséniate de soude, à la dose de 0,004 à 0,010 milligrammes par jour et plus.

Il peut s'associer à la strychine pour former l'arséniate de strychine, mais c'est l'action de la strychine qui prédomine.

L'arsenic peut se donner sous forme de liqueur de Fowler, à la dose de 5 à 10 goultes à chaque repas.

L'arsenic fait engraisser le malade, il fait valoir les aliments.

HYGIÈNE

Une bonne hygiène est nécessaire. Sans une bonne hygiène le meilleur traitement est impuissant.

Ce qui est surtout indispensable envisage *l'alimentation, l'air, le froid.*

ALIMENTATION

Le malade doit soigner l'alimentation, il doit tout sacrifier à l'alimentation.

L'alimentation est plus importante que le traitement.

Quand l'estomac ne supporte pas un médicament, il faut savoir obéir à l'estomac, et cesser le traitement pendant quelques jours.

Ce repos est même excellent pour la marche vers la guérison.

AIR

Un bon air est nécessaire. Un air empoisonné par la respiration de l'homme et du malade lui-même, par les émanations du gaz d'éclairage, par les émanations carboniques des usines et des foyers de combustion, un air mauvais est pernicieux pour le malade atteint de tuberculose pulmonaire. En conclure que la cure d'air est suffisante pour guérir le tuberculeux, est exagéré, et les faits ont prouvé le contraire. Les tuberculeux peuvent mourir malgré le bon air de la campagne. Ils guérissent à la ville comme à la campagne.

La tuberculose se transmet souvent par les poussières de l'air, contenant des germes de tuberculose et provenant des crachats desséchés que le malade a jettés sur le sol. Pour éviter que le malade ne répande sa maladie autour de lui, pour éviter que le malade ne se donne à lui-même de nouveau sa propre maladie, il faut cracher dans un crachoir, et détruire les crachats en les jetant dans le feu ou dans les cabinets.

FROID

L'ennemi mortel est le froid.

Je ne veux pas parler du froid continu, persistant qui rend malade l'homme bien portant ; celui-là tue le tuberculeux.

Je veux parler du froid insidieux, inaperçu, qui est si petit que l'on n'y prend garde.

Froid aux pieds pendant une heure donne la congestion du poumon tuberculeux:

Exposition au vent froid et vif produit la congestion des poumons.

Quand on explique au malade ce danger, *respirer l'air froid*, le malade répond qu'il est bien couvert, et qu'il n'a pas froid.

Ce ne sont pas les habits qui préservent le poumon du contact de l'air froid. Il faut fuir l'air froid.

Si l'on reste dans les pays froids, en hiver, il faut avoir chez soi un feu continu à marche lente, qui maintienne une température de 18 à 22 degrés, il faut choisir un système hygiénique qui ne soit pas dangereux et dont le réglage se fasse en avant du foyer, le foyer se trouvant entre la cheminée et l'appareil de réglage.

Le froid humide est particulièrement pernicieux, tandis que le froid sec est bien supporté. Le tuberculeux peut s'aguerrir contre le froid quand la température est au-dessous de zéro.

FORMULAIRE

Le formulaire auquel je me suis fixé est le suivant :

Créosote de Frère, un flacon de 30 grammes.

Prendre 4 doses dans la journée de 4 gouttes chacune, à 7 h., 11 h., 3 h., 7 h., soit en grog, soit dans l'huile de morue, augmenter d'une goutte par dose et par jour, jusqu'à 100 gouttes par jour.

Diminuer si les urines sont noires, et recommencer à la dose de 4 gouttes quatre fois par jour en augmentant comme la première fois.

Solution de tannin au dixième.

Tannin à l'alcool........................	30 gr.
Alcool à 90.....	60 gr.
Lactophosphate de chaux....................	10 gr.
Hypophosphite de soude.....................	6 gr.
Glycérine..................................	200 gr.

Prendre une cuillérée à bouche après chaque repas.

Huile de foie de morue.

Prendre une cuillerée à bouche tous les jours, augmenter d'une cuillérée à bouche tous les huit jours jusqu'à six cuillerées par jour équivalant à quatre petits verres (80 grammes pris en 4 fois dans la journée, à 7 h., 11 h., 3 h., 7 h. L'huile de morue peut servir à prendre la créosote prescrite.

200 à 800 raies de feu tous les quatre jours.

Si la digestion laisse à désirer on peut prescrire :

Bicarbonate de soude. .... 250 gr.

Prendre une cuillerée à café à chaque repas, soit environ 4 gr. dissout dans la boisson ordinaire du repas.

Vin de Banyuls........................ 200 gr.
Extrait mou de quinquina.... .... 10 gr.
Teinture de noix vomique .. .. 4 gr.
Extrait de quassia....... . ... 4 gr.
Arséniate de soude .·............. . ... .. 0,01 cent.
Glycérine............................ .. .. 40 gr.

Ne pas filtrer.

Prendre une cuillerée à bouche de 10 gr. avant chaque repas.

Tel est le traitement dans son ensemble.

Il peut exister des variantes.

Si le malade accepte de prendre la créosote en lavement, je prescris :

Prendre tous les jours un lavement créosoté, en commençant par 15 gouttes de créosote, augmenter de 5 gouttes par jour jusqu'à 100 gouttes. Si les urines sont noires, revenir à la dose du début, 15 gouttes de créosote et augmenter de 5 gouttes par jour.

Pour un cachet :

Tannin à l'alcool ... . 0,5 décigr.
Glycérophosphate de chaux. .... 0,5 décigr.
Hypophosphite de chaux............... 0,2 décigr.
Hypophosphite de soude................ 0,2 décigr.
Magnésie calcinée.... .... 0,2 décigr.
Rhubarbe............ . ... 0,1 décigr.

Prendre un cachet après chaque repas, 2 ou 3 cachets par jour.

Si le malade peut prendre de l'iode, ou pourra prescrire :

Huile de foie de morue fraiche.. .... 800 gr.
Teinture d'iode fraiche.................. 20 gr.

Si l'iode ne peut être mis dans l'huile de morue, en été, on peut le mettre dans la solution de tannin.

Tannin à l'alcool.......................... 30 gr.
Alcool à 90................................ 60 gr.
Teinture d'iode............................ 10 gr.
Lactophposhate de chaux.................. 10 gr.
Hypophosphite de soude.................. 6 gr.
Glycérine.................................. 200 gr.

Une cuillerée à bouche après chaque repas.

La solution doit durer 10 jours, le malade prend chaque jour, tannin, 3 gr., teinture d'iode, 1 gr., soit 60 gouttes., lactophosphate, 1 gr., hypophosphite, 0,6 décigr.

Dans la pratique, cette quantité de solution est prise en 12 à 15 jours, la cuillerée n'étant pas bien remplie. Les doses prises restent toujours bonnes quoique un peu moins fortes.

Si la solution est trop désagréable, on peut prendre la suivante :

Tannin à l'alcool	30 gr.
Alcool à 90	60 gr.
Teinture d'iode	10 gr.
Lactophosphate de chaux	10 gr.
Hypophosphite de soude	6 gr.
Glycérine	200 gr.
Sirop de groseille	300 gr.

Prendre deux cuillerées après chaque repas, ou 4 cuillérées par jour.

La solution suivante peut être acceptée par les palais les plus difficiles.

Tannin à l'alcool	30 gr.
Alcool à 90	60 gr.
Lactophosphate de chaux	10 gr.
Hypophosphite de soude	6 gr.
Glycérine	200 gr.
Sirop de groseille	600 gr.

Trois cuillerées à bouche après chaque repas, 6 cuillérées à bouche par jour.

On peut remplacer le tannin à l'alcool par l'extrait de ratanhia et le cachou.

Extrait de ratanhia	15 gr.
Cachou	15 gr.
Esprit de vin	60 gr.
Lactophosphate de chaux	10 gr.
Hypophosphite de soude	6 gr.
Glycérine	200 gr.

Une cuillérée à bouche après chaque repas.

Avec cette solution le traitement sera complété par l'émulsion d'huile de morue aux hypophosphites dont la formule a été donnée.

Si le vin composé au quassia est trop amer, on peut prescrire :
Pour une pilule argentée,

Quassine cristallisée.......................... 0,002 milligr.
Sulfate de strychine.......... .. .. 0,001 milligr.
Arséniate de soude.................. .... 0,002 milligr.

Prendre deux pilules avant chaque repas.
Ou bien, pour une pilule argentée :

Extrait de quassia......................... 0,1 décigr.
Sulfate de strychine...... .... 0,001 milligr.
Arséniate de soude. .... 0,002 milligr,

Prendre deux pilules avant chaque repas.

Traitement simplifié pour les petites bourses.
Pour un cachet :

Tannin à l'alcool.......... .... 0,5 décigr.
Phosphate de chaux...................... 0,5 décigr.
Phosphate de soude...................... 0,3 décigr.
Créosote de Frère..... .... 0,5 décigr.

Prendre un cachet après chaque repas :

Teinture d'iode fraiche...................... 30 gr.

Prendre 20 gouttes de teinture d'iode matin et soir dans un bol de lait ou un verre d'eau vineuse.

Solution de tannin que pourra faire faire le malade nécessiteux et difficile.

Prendre 30 gr. de tannin.. .... prix 0,30 cent.

Faire bouillir dans 500 gr. d'eau,
ajouter et faire dissoudre :

Hypophosphite de soude.. .. 10 gr. prix : }
Hypophosphite de chaux .... 10 gr. prix : } 0,35 cent.
Ajouter Sucre.. .... 1000 gr. prix : 1,10 cent.

Cout. .... 1,75 cent.

faire dissoudre et faire cuire le sirop cinq minutes.
Prendre quatre cuillérées par jour.

CONCLUSION

La tuberculose pulmonaire guérit.

Elle guérit d'une façon certaine, indéniable, aucun médecin n'oserait soutenir le contraire.

Tous les cas de tuberculose doivent guérir, aucun cas de tuberculose ne doit entrainer la mort. Telle est la règle qui n'a subi aucune exception cette année, avec les tuberculeux qui ont bien voulu accepter le traitement.

Le tuberculeux a une santé médiocre, il n'est pas apte aux travaux fatigants et puissants, il ne peut dépenser une force très grande. S'il sait se ménager, il peut arriver à un âge très avancé, et mourrir de vieillesse, préservé d'autres maladies bien plus terribles, par ce mal qui le tient, la tuberculose.

VICHY. — IMP. C. BOUGAREL, RUE SORNIN